dtv

Peter Daniell Porsche ist ein Spross der weltbekannten Autobauer-Dynastie Porsche – aber sein Leben verläuft alles andere als vorhersehbar. Statt auch den Weg in die Welt der Wirtschaft einzuschlagen, wurde er Musiktherapeut und Waldorfpädagoge. Sein Credo: Wirtschaft ist kein Selbstzweck und Geld nicht dafür da, es zu horten – beides muss einen gesellschaftlichen Nutzen stiften. In seinem sehr persönlich geschriebenen Buch erzählt er von den prägenden Stationen seines Lebens.

Peter Daniell Porsche, 1973 geboren in Stuttgart, ist Musiktherapeut und Waldorfpädagoge. Seit 2003 ist er mit der Paracelsus-Schule Salzburg eng verbunden, die seit 2005 in St. Jakob am Thurn beheimatet ist. Er ist Förderer zahlreicher sozialer, pädagogischer und künstlerischer Projekte.

PETER DANIELL
PORSCHE

MIT REGINA CARSTENSEN

Es gibt noch mehr im Leben als Autos bauen

Ausführliche Informationen über
unsere Autoren und Bücher
www.dtv.de

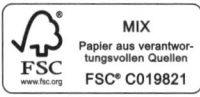

Um ein Nachwort ergänzte Ausgabe 2014
2. Auflage 2017
dtv Verlagsgesellschaft mbH & Co. KG, München
Lizenzausgabe mit freundlicher Genehmigung des Carl Hanser Verlags
© 2012 Peter Daniell Porsche
Das Werk wurde vermittelt durch die Arrowsmith Agency, Hamburg.
Alle Rechte der deutschen Ausgabe:
© 2012 Carl Hanser Verlag München
Umschlagkonzept: Balk & Brumshagen
Umschlaggestaltung nach einem Entwurf
von Brecherspitz Kommunikation GmbH
München, unter Verwendung von Fotos von
Kilian Thöns (oben) und gettyimages/Adam Gault
Illustrationen: Martin Baaske
Gesamtherstellung: Druckerei C.H.Beck, Nördlingen
Gedruckt auf säurefreiem, chlorfrei gebleichtem Papier
Printed in Germany · ISBN 978-3-423-34815-7

Inhalt

Prolog

Denn es müssen in Zukunftzeiten
Die Menschen füreinander sein
Und nicht der eine durch den andern.
So wird das Weltenziel erreicht,
Wenn jeder in sich selber ruht
Und jeder jedem gibt,
Was keiner fordern will.

Dr. Rudolf Steiner [1]

Einblick in mein Leben zu gewähren, das Leben eines Ur-
enkels aus der Familie Porsche, dem zu einem Achtel die
Firma Porsche gehört und der laut Berechnungen Multi-
milliardär sein muss, ist Wagnis und Herausforderung zugleich. Aber nicht nur das ist ungewöhnlich – der Clan der
Porsches und Piëchs hält viel von Abschottung und möchte, dass nicht zu viel Privates an die Öffentlichkeit gelangt –, ebenso der Aspekt, dass ich noch kein ganzes Leben überblicken kann und erst kurz vor meinem vierzigsten

---

1 Rudolf Steiner: *Entwürfe, Fragmente und Paralipomena zu den vier Mysteriendramen*
(Gesamtausgabe 44): »Die Pforte der Einweihung«, 11. Bild, Tempel Theodosius, S. 135 f.

Geburtstag stehe, stellt die Frage nach dem Sinn dieses Buches. Für die meisten nicht gerade der richtige Zeitpunkt, um über ihr Dasein nachzudenken, weil vielfach noch Ziele im Vordergrund stehen, die es zu verwirklichen gilt, nicht die Ebene der Reflexion.

Allerdings stand Reflexion bereits seit meiner Kindheit im Vordergrund. Das hat mit dem Namen zu tun, mit dem ich zur Welt gekommen bin. Daher wuchs ich in einem Umfeld auf, das von Anfang an mit speziellen Vorstellungen und Projektionen verbunden war, die alles Mögliche beinhalteten: Arroganz, Geltungsdrang, Hochnäsigkeit, Reichtum, Zurückhaltung, Vorsicht, Bescheidenheit, Hilfsbereitschaft, soziales Miteinander ... Schon als Kind nahm ich wahr, dass hinter meinem Rücken getuschelt wurde und vieles davon nicht der Wahrheit entsprach. Oft genug machte ich auch die Erfahrung, dass sich kaum jemand bemühte, meine eigenen Intentionen zu verstehen.

Wenn ich ein Grundstück für ein soziales Projekt kaufen wollte, verdoppelte sich sofort der Preis, weil ich mich mit »Porsche« gemeldet hatte. Wenn ich einige unterstützte und andere nicht, gab und gibt es stets auch negative Reaktionen. Ich hätte doch ebenso dem anderen Geld geben, die 200 Euro auch noch erübrigen können. Dass ich bestimmte Maßstäbe und Ideale an mein soziales Engagement setze, wollte und will man nicht immer sehen. Bestimmt ist es nicht fehlerfrei!

So seltsam es klingen mag: Wenn man in eine weltbekannte Familie hineingeboren wird, die sich schon seit mehreren Generationen behaupten konnte, werden einem oftmals Erwartungen, Verantwortungen, Entscheidungen, Sorgen und auch Vorwürfe entgegengebracht, denen man sich nicht immer gewachsen fühlt. Die mangelnde Offenheit gegenüber einem, die fehlende Achtung, verknüpft mit dem Wissen, dass ein Mensch sich nur frei entwickeln kann, wenn man genau hinschaut, wer *er* ist – das kann wirklich belastend, ja erdrückend sein. Man wird ins kalte Wasser geworfen und muss erst lernen, den Kopf oben zu behalten.

Mein Vater hätte es zumindest früher sicher gern gesehen, wenn ich in einen wirtschaftlich-technischen Bereich gegangen wäre, der nicht nur Geld benötigt, sondern auch Geld bringt. Doch er hat mich nie zu so einer Entscheidung gedrängt. Für ihn war es wichtiger, dass ich etwas tat, das meinen Interessen und Neigungen nicht widersprach. Heute, als Waldorfpädagoge und Musiktherapeut, verfolge ich ähnliche Ansprüche und habe gesehen, wie Kinder mit großen Schwierigkeiten dennoch einen Weg für sich finden können. In vielen Fällen schien es sogar kaum möglich, an das Gute im Menschen zu glauben. Aber wenn man es trotzdem tat, führte das zu den erstaunlichsten Erlebnissen.

In diesem Sinne möchte ich mit dem vorliegenden Buch, so altmodisch es auch erscheinen mag, Vorurteilen und zu schnell gefassten Einschätzungen Menschen gegenüber den Wind aus den Segeln nehmen und für einen anderen Umgang miteinander plädieren.

Seinem Gegenüber mit Achtung und Respekt zu begegnen, halte ich in unseren Zeiten für notwendig, ja für wichtiger denn je, nicht nur im privaten Bereich, sondern auch im Umgang der Piëchjaner und Porschejaner innerhalb des Volkswagen-Unternehmens. Mag man mir dafür auch wieder den Titel »Jesus Cayenne« verleihen, wie es einst eine große deutsche Tageszeitung tat. Aber ich sehe keinen anderen Weg, um Technik und Natur, Wirtschaft und Soziales, nachhaltige Verantwortung und das Glück des Gebens und Nehmens in die Welt einfließen zu lassen.

Die folgenden Zeilen und Ausführungen stellen also in jeglicher Hinsicht meinen persönlichen Standpunkt und Blickwinkel dar und sind sicherlich an entsprechender Stelle keine allgemein überarbeitete Familiengeschichte aus dem Munde aller Mitglieder der Familiendynastien Piëch und Porsche. Es jedem recht zu machen kann hierbei bestimmt nicht gelingen. Gönner und Neider wird es immer geben, Leser, die es falsch und recht verstehen, ebenso.

Ein neuer Morgen steigt strahlend über die Berge herauf. Für die Menschen, die hier leben, etwas sehr Selbstverständliches. Menschen lieben Gewohnheiten, sie sind irritiert, wenn etwas anders ist, als sie es erwartet haben. Ein Blick aus dem Fenster erschließt mir die südliche Alpenlandschaft Salzburgs. Über 250 Kilometer Weitblick. Langsam beginnen die Bergkämme zu glühen. Im Osten steigt der Feuerball – die Sonne – empor. Ein wunderschöner Tag.

Nach dem Ankleiden wecke ich meine drei größeren Kinder – das vierte ist noch so klein und darf weiterschlafen –, bereite das Frühstück vor, meine Frau kümmert sich um das Anziehen von Tamino und Orlando. Ist das Frühstück beendet, geht es in die Schule, und weil es auf dem Weg liegt, auch noch zum Kindergarten. Um kurz nach acht habe ich alle »abgeliefert«, und mein Arbeitstag kann beginnen.

Ich fahre in Richtung Kulturzentrum St. Jakob und bereite mich innerlich auf meinen Programmpunkt der heutigen Monatsfeier unserer Paracelsus-Schule vor. Ein besonderer Tag nicht nur für mich, sondern auch für eine unserer Schülerinnen. Seit Tagen studiere ich mit ihr ein gemeinsam komponiertes Lied mit von ihr selbst gedichtetem Text zur Aufführung ein. Der Wunsch dafür kam von ihr selbst. Gewöhnlich trägt sie eine Jacke, eine bis tief in die Augen gezogene Kappe, und grenzt sich von der Außenwelt ab. An diesem Tag zieht sie die Jacke aus, geht mit mir auf die Bühne, blickt frei ins Publikum. Danach setzt sie die Kappe ab, und wir beginnen zu singen. Mit einfachen Akkorden begleite ich sie am Klavier. Im Jakobisaal, dem Festsaal unserer Schule, ist es mucksmäuschenstill. Alle Schüler sind tief berührt. Das Lied erzählt von einer Freundschaft, die verloren ist; von tiefen, inneren Erlebnissen, von großem Schmerz und einer Kraft, sich selbst aufzurichten. Der letzte Ton verklingt, man hört das Atmen im Publikum, und selbst manchen wilden Jungen stehen Tränen in den Augen, ganz zu schweigen von den Lehrern und Betreuern. Heute ist wirklich ein besonderer Tag.

Um die Mittagszeit steht ein Schüler an der Eingangstür unserer Schule und fragt: »Muss ich jetzt wirklich schon heim?« Ich nicke. Dann wird es Zeit, mich auf den Weg zu machen, um meine Kinder von der Schule und vom Kindergarten abzuholen.

Nach dem Mittagessen wartet der nächste Termin. Eine Sitzung der Großfamilie Piëch und Porsche in der Holding in Salzburg. Es geht friedlich zu. Alle ziehen an einem Strang – Thema ist die Regelung der zukünftigen Steuerberatung im Konzern, den Firmen und privat. Was ist sinnvoll, was ist logisch zu empfehlen, wofür entscheidet man sich …

Der Tag war so besonders, weil er einen ganz eigenen Charakter hatte. Auch morgen wird ein besonderer Tag werden, weil *wir* mitbestimmen dürfen, in welche Richtung es weitergehen wird.

Eine Schule
für seelenpflege-bedürftige
Kinder und Jugendliche

In jedem Klassenzimmer steht ein Holzofen. Normalerweise ist es in einer öffentlichen Schule nicht möglich, Unterrichtsräume mit Holzöfen auszustatten. In früheren Zeiten war das gang und gäbe. Kinder konnten sich im Winter nach einem längeren Schulweg aufwärmen und ihre Sachen trocknen. Heute werden solche Genehmigungen nicht mehr erteilt, da in der Schule zu leicht Feuer ausbrechen könnte. Von dieser Reglementierung wollten wir uns aber nicht beeindrucken lassen. Wir waren der Meinung, die Kinder sollten nachvollziehen, wie ein Feuer gemacht wird, woher die Wärme kommt, wie sie sich anfühlt. Aber wie konnte das Verbot umgangen werden, ohne dass wir uns strafbar machten oder den Behörden zu große Probleme bereiten würden? Nach einigen Überlegungen erklärten wir unsere Öfen den Behörden gegenüber als Therapieöfen, was sie ja auch wirklich sind. Und mit diesem kleinen »Trick« gelang es uns, die Erlaubnis zu erhalten, diese »verbotenen« Wärmequellen in den Klassenzimmern »erlaubterweise« unterzubringen.

Als 2005 alles fertig war, zogen wir mit unseren fünfunddreißig Schülern um (vierzig Schüler können wir maximal aufnehmen). Sie waren zwischen sechs und achtzehn Jahre alt, verteilt auf sieben Klassen, wobei jede Klasse nicht mehr als drei bis fünf Schüler umfasste. So ist es noch heute. Die Paracelsus-Schule ist deshalb so wichtig, weil sie Kindern und Jugendlichen, die in ihrem seelischen Gefüge nicht im Lot sind, in ihrer Kindheit ein schwieriges Umfeld oder Schicksalsschläge erlitten haben, eine Basis gibt. Und dazu ist eben auch die Klassenstärke entscheidend. Je weniger Kinder, umso besser können die Lehrer auf den Einzelnen eingehen; zugleich ist aber auch das Miteinander in der Gruppe wichtig, also Rücksichtnahme, Empathie und Einordnung.

Viele Gründe können dafür verantwortlich sein, warum Jungen und Mädchen aus dem Gleichgewicht geraten, und nicht immer sind es die Eltern, denen die Schwierigkeiten der Kinder zuzuschreiben sind. Manche sind durch eigene Bestimmung nicht dazu imstande, ihre Mitte zu finden. Es sind Kinder und Jugendliche, die in anderen Schulen als verhaltensauffällig gelten, als hyperaktiv, konzentrationsschwach oder gewalttätig. Sie könnten zwar durchaus in vielen Bereichen gut lernen, doch das wurde oft verhindert. Die meisten von ihnen hatten in den Sonderschulen einen schlechten Start. Sonderschulen sind darauf ausgerichtet, Kinder und Jugendliche mit geistigen oder körperlichen Beeinträchtigungen aufzunehmen. Die Paracelsus-Schule ist jedoch eine Einrichtung, die weder als rein sonderpädagogisch noch als rein heilpädagogisch einzuordnen ist. Sie liegt dazwischen – und ist daher eine Bildungsstätte für seelenpflege-bedürftige junge Menschen.

Die Schüler, die zu uns kommen, finden uns selbst, manchmal sind es die Eltern, die entsprechende Zeitungsartikel gelesen oder im Internet recherchiert haben, vielfach weisen Lehrkräfte auf unsere Einrichtung hin. Sie raten den Eltern: »Sehen Sie sich mal die Paracelsus-Schule an, möglicherweise ist das der richtige Ort für Ihr Kind, vielleicht ist es dort gut aufgehoben.«

Uns ist es wichtig, die Probleme der Kinder positiv zu formulieren. Es geht nicht darum, die Verhaltensauffälligkeiten und den damit verbundenen größeren erzieherischen Aufwand als etwas Schlechtes darzustellen, im Sinne von: »Ihr seid selbst schuld daran.« Entscheidend ist, Eltern wie Kindern klarzumachen, dass es an verschiedenen Stellen Defizite gibt und es aus diesem Grund um eine Hilfebedürftigkeit geht. Durch Vermeidung großer Klassenstärken ist ein erster Schritt getan, um Schwierigkeiten, die in einer normalen Grundschule auftauchen können, aus dem Weg zu gehen.

Anfangs sind viele Eltern irritiert, denn es fällt ihnen schwer zu akzeptieren, dass ihr Kind andere Bedürfnisse hat, als sie es sich vorstellen können. Sie verstehen nicht, dass sie, als ganz »normale« Eltern, mit Verhaltensweisen konfrontiert werden, die ihnen fremd erscheinen – bei genauer Überlegung aber gar nicht so fremdartig sind. Haben sie das einmal akzeptiert, müssen noch weitere Schritte unternommen werden, bis es zur Aufnahme ihrer Tochter oder ihres Sohnes bei uns kommt. Sie müssen nicht nur bei uns eine Anfrage stellen, sondern auch das Behindertenreferat aufsuchen und dort den sonderpädagogischen Förderbedarf beantragen. Wird dieser genehmigt, wird ein Monatsentgelt für das Kind von 1 500 bis 1 800 Euro an unsere Schule entrichtet – ein Betrag, der in etwa die Hälfte der Kosten abdeckt, die ein Schüler unserer Schule verursacht. Das heißt: Wir haben einen jährlichen Jahresaufwand von rund 1,2 Millionen Euro, und von der öffentlichen Hand – von Schulbehörde und Behindertenreferat – erhalten wir ungefähr 500 000 Euro, abhängig von der Anzahl der

Schüler. Was bedeutet, dass ein nicht geringer finanzieller Anteil über Spendengelder, Benefizveranstaltungen und Zuschüssen seitens meines Vaters, meiner Familie und mir aufgebracht werden muss. Kosten verursachen aber nicht nur die Schüler, sondern auch die achtundzwanzig Mitarbeiter, einschließlich der Therapeuten. Umgerechnet bedeutet das: Um die Kinder einer Klasse kümmern sich in der Regel jeweils zwei Erwachsene. Angesichts dieses Verhältnisses arbeiten wir geradezu kostengünstig.

Auf unsere Schule gehen mehr Jungen, anscheinend kompensieren Mädchen Stress anders. Sie brüllen ihn nicht heraus, werden nicht aggressiv, schlagen nicht um sich. Sie flüchten in die Anorexie oder die Bulimie, in die Drogenszene oder in einen Selbstmordversuch. Da Jungen ihre Schwierigkeiten herausschreien, so agieren, dass es nicht zu übersehen ist, fällt bei ihnen die Problematik früher auf. Bei Außenstehenden schlagen die Alarmglocken auf diese Art eher, wenn sie nicht gerade wegsehen wollen.

Die Nachfrage nach einem Platz in unserer Schule ist sehr groß, es gibt sogar Anfragen aus der Schweiz, Deutschland oder entfernteren Gebieten Österreichs. Bei der begrenzten Zahl von Schülern, die wir unterrichten können, heißt das, genau zu überprüfen, ob dieses Kind zu uns passt. Wichtig ist uns eine soziale Gemeinschaftsfähigkeit mit den Jungen und Mädchen, die schon auf unsere Schule gehen. Daneben zählt aber unter Umständen auch ein gewisses handwerkliches und landwirtschaftliches Interesse, denn wir haben in der Nähe einen Bauernhof erwerben können, mit Tieren und allem Drum und Dran. Wer will, kann hier auch ein entsprechendes Praktikum absolvieren. Weiterhin besteht die Möglichkeit, auf diesem Hof Kinder, bislang allerdings erst drei, im Sinne eines Internates unterzubringen. Diese Option wollen wir erweitern, denn die

Nachfrage nach diesem Angebot ist groß. Wenn die Jungen und Mädchen mittags vom Samariter-Bund abgeholt und zurück zu ihren Eltern gebracht werden, höre ich immer häufiger den Satz: »Was, muss ich jetzt schon nach Hause?« Gerade Kinder, die aus einem familiären Milieu stammen, in dem tatsächlich die Ursachen ihrer Schwierigkeiten liegen, wollen nicht weg, würden viel lieber auf dem Hof leben. Sie haben Angst vor dem, was sie daheim erwartet. Sie wissen auch, dass diese Umgebung ihrer Entwicklung nicht dienlich ist.

Die Türen in der Paracelsus-Schule Salzburg – keine gleicht der anderen – haben solide Befestigungsscharniere, sind wohlweislich stabil gebaut, aber hin und wieder kommt es zu Aggressionsausbrüchen, bei denen es durchaus sein kann, dass selbst eine derart stabile Tür aus den Angeln gehoben wird. Es kommt auch vor, dass ein Stein an die Tafel knallt und sie hinterher eine Delle hat. Einmal ist ein Schüler auf einen Lehrer losgegangen, und wir mussten die Polizei rufen. An der Paracelsus-Schule sind alle Facetten des Lebens anzutreffen. Es gibt Kinder, die in der Pause erzählen: »Boa, gestern war wieder ein geiler Haberer bei meiner Mutter!« Ein klarer Hinweis darauf, dass sich die Mutter des Kindes prostituiert. Manche dieser Kinder müssen im Treppenhaus warten, bis der Freier die Wohnung verlassen hat.

Egal wie die Eltern sich gegenüber den Kindern verhalten haben, selbst wenn sie geschlagen wurden, lieben sie Vater und Mutter. Zwischen ihnen existiert eine enge Bindung. Aus diesem Grund ist es uns wichtig, dass der Kontakt zu den Eltern bestehen bleibt. Wir hatten schon die Situation, dass der Vater eines Kindes eine Gefängnisstrafe wegen Mordes abbüßte. Schließlich hatte der Mann die Strafe abgesessen und wartete auf seine Freilassung. Der

Sohn lebte bei der Mutter, doch aller Wahrscheinlichkeit nach war davon auszugehen, dass der Vater, war er erst wieder draußen, sein Kind eines Tages von der Schule abholen und wohl auch für eine Weile zu sich nehmen würde. Wir waren uns nicht mal sicher, ob das Kind angesichts dieser neuen Konstellation überhaupt je wieder in die Paracelsus-Schule kommen würde. Der Vater konnte ja – aus welchen Gründen auch immer – etwas gegen unsere Einrichtung haben, nicht hinnehmen wollen, dass sein Sohn diese Schule brauchte. Konnten wir etwas tun, das von vornherein zu verhindern? Denn immerhin hatten wir ja eine Aufsichtspflicht zu erfüllen. Zum Glück ging diese Situation am Ende gut aus, ohne irgendwelche Konflikte mit dem Vater des Kindes austragen zu müssen.

Momente dieser Art sind grenzüberschreitend, doch wir müssen uns immer wieder auf sie einstellen. Auch muss überdacht werden, was zu tun ist, falls ein Kind wegläuft. Gelegentlich ist es auch in solch einem Fall notwendig, die Polizei zu informieren, wenn anzunehmen ist, dass ein schwerwiegendes Problem dahintersteckt. Manchmal spürt man jedoch, dass sich ein Kind nur abgesetzt hat, weil es in diesem Moment seine Freiheit braucht, erleben will, über sich selbst zu bestimmen. Das zu beurteilen ist nicht immer einfach, und auf diesem schmalen Grat bewegt sich jeder Mitarbeiter unserer Schule. Denn ein Umgang mit Kindern, wie er in anderen Schulen üblich ist, im Sinne von Stundenbeginn nach dem Klingeln, Begrüßung, Hefte rausnehmen, Diktat schreiben – davon ist an der Paracelsus-Schule nicht selbstverständlich auszugehen. Die Gestaltung eines Schultags ist, bildlich gesprochen, mehr wie ein ewiges Ein- und Ausatmen.

Und so beginnt bei uns ein Schultag: Laut dröhnt Hip-Hop- oder Rockmusik aus den Kopfhörern einiger Kinder, wenn sie morgens aus dem Bus des Samariter-Bundes steigen, der vor dem Schulgelände in St. Jakob am Thurn hält, einem Dorf mit Kirch- und Wehrturm nicht weit von Salzburg. Zu Hause wird ihnen diese Musik von den Eltern nicht verboten, der Waldorfpädagogik entspricht sie jedoch überhaupt nicht. Daher sind, bevor die Jungen und Mädchen über eine erste kleine Brücke den Schulgarten betreten – ihr üblicher Weg in die Schule –, die Geräte abzuschalten. Die Brücke signalisiert ihnen: »Hier überschreitet ihr eine Grenze. Lasst alles, was euch zuvor begleitet hat, hinter euch. Ihr kommt jetzt an einen anderen Ort.« Eine zweite Brücke, die schließlich in die ockerfarbene und lachsrote Schule hineinführt, bedeutet ebenfalls etwas: »Wenn ich über sie gehe, habe ich mich entschlossen, für den schulischen Zusammenhalt und somit auch für mich etwas tun zu wollen.«

Damit geht es nach dem Loslassen, Ankommen und Entscheiden auch gleich los. Bevor die in unterschiedlichen Farben lasierten Klassenräume betreten werden, wird im Freien gearbeitet, selbstverständlich ohne Gemecker und ohne Aufstand. Wer will, kann im Wald arbeiten, im Garten Unkraut jäten, Laub rechen, Pflanzen aussetzen, Holz hacken, Schnee räumen oder die Pausenbrote für alle zubereiten. Bei den Broten achten wir auf eine nachhaltige biologische oder gar biologisch-dynamische Kost. Hyperaktive und unruhige Kinder, die man durch Amphetaminsäfte oder das Medikament Ritalin ruhigzustellen versucht hatte, sind auch meist Kinder, die sehr viel Zuckerhaltiges aßen oder tranken, ob zu Hause oder in der Schule: Schokolade oder künstlich gezuckerter Orangensaft stehen da ganz oben auf der Liste. So eine Ernährung ist für den Lernablauf in unserer Schule ungeeignet, daher sind wir mit den Eltern übereingekommen, eine gemeinsame Jause anzubieten. Das hat noch einen weiteren Vorteil: Keiner blickt neidisch auf das, was der andere Schüler isst und man selbst nicht hat. Finanziert werden die Pausenbrote zum größten Teil von Elterngeldern, es gibt aber auch einen Sozialfonds, bei dem man sie als eine Art Sponsoring beantragen kann.

Unsere so verwendeten Produkte stammen teilweise vom eigenen Bauernhof, des Weiteren von umliegenden Landwirten, die ihre Felder biologisch bewirtschaften. Seit einiger Zeit kooperieren wir mit einem Naturkostladen in Freilassing im angrenzenden Deutschland. Von dort beziehen wir ebenfalls Lebensmittel, haben dort immer wieder einen Praktikumsplatz für unsere Schüler und bekommen Spenden aus dem Gewinn des Unternehmens. Kürzlich ist bedauerlicherweise sein Inhaber Peter Nagy verstorben, und so sind wir gerade damit beschäftigt, im Sinne seines Testaments das Unternehmen in die Ernst-Michael-Kranich-Stiftung zu übertragen. So kann die Zukunft dieses Unternehmens gesichert werden. Eine große und verantwortungsvolle Aufgabe!

In einem Brotbackofen am Paracelsus-Hof backen wir jeden Donnerstag unser Brot selbst, das die Kollegen auch gegen ein Entgelt kaufen können. Aufgrund von Hygienevorschriften ist es uns jedoch nicht erlaubt, das Brot öffentlich zu vermarkten. Schade, aber wir sind immerhin froh, es als Frühstücksbrot verwenden zu dürfen.

Nach den klassenübergreifenden Morgentätigkeiten gehen die Mädchen und Jungen in ihre jeweiligen Räume. Begonnen wird abwechselnd mit dem in der Waldorfpädagogik üblichen Epochenunterricht. Das heißt: Beim Epochenunterricht werden Fächer wie Mathematik, Deutsch, Geschichte, Chemie oder Physik über zwei, drei oder vier Wochen abgehandelt. Das Neben- oder Nacheinander der

Fächer wird auf diese Weise ein wenig aufgehoben. Dabei konzentriert man sich auf ein Thema wie etwa »Hoftiere« und versucht es aus verschiedenen Perspektiven zu beleuchten, wozu auch Musikinstrumente eingesetzt werden können, um etwa Tierlaute nachzuahmen, oder es werden Gedichte mit einem entsprechend passenden Inhalt rezitiert. Man könnte es auch Tierkunde nennen.

Immer wieder werden in diesen Unterrichtsphasen Kinder zur Therapie geholt. Für sie gibt es die unterschiedlichsten Heilangebote, je nach Bedürfnis, etwa Mal-, Sprach- oder eben Musiktherapie. Auch Plastizieren wird angeboten. Lohelandgymnastik, die Kerzenwerkstatt und Massagen unterbauen unsere Arbeit ebenfalls.

Um zehn Uhr ist Jausenzeit. Weiter geht es mit Fremdsprachen, mit dem Spinnen von Wolle, Stricken, Nähen, Papierschöpfen, mit Öl- oder Seidenmalerei. Die Heilbehandlungen werden fortgesetzt, insbesondere mit Tieren, vor allem mit Hunden. Wir haben auf dem Paracelsus-Hof einen Hund namens Luna. Kinder lernen in den Stunden, diesem Hund Befehle auf höfliche Weise zu erteilen, zum Beispiel »Sitz!« oder: »Hund, laufe bitte durch dieses Rohr!«. Wenn der Hund dann macht, was gefordert wurde, stärkt das ihr Selbstwertgefühl. Sie erfahren, dass sie die Fähigkeit haben, jemand anderem etwas weiterzugeben und zu vermitteln, der das auch umsetzt. Was für ein Erfolg für ein Kind, das sonst ganz anders kommuniziert, nämlich mit Aggression und Geschrei. Es ist die Erfahrung, dass die eigene Persönlichkeit wahrgenommen wird, denn das Tier spiegelt mit seinen Reaktionen die Stärken und Schwächen des Kindes.

Pferde spielen ebenfalls eine große Rolle bei den Tiertherapien. Mit ihnen wird das Voltigieren geübt, das freie Sitzen auf dem Tierrücken, wobei das Pferd an der langen

Leine im Kreis geht, unter der Aufsicht des Therapeuten. Wer erlebt, sich nicht aus Angst an der Mähne festkrallen zu müssen, sondern vollkommen locker auf einem so großen Tier zu reiten, ist stolz. »Ich kann das ja«, stellt das Kind fest. Das ist wiederum gut für das Ich-Gefühl. Man kann etwas erfahren, was man sich nie zugetraut hätte – und plötzlich ist es möglich geworden. Das kann den Wunsch fördern, auch später in der Landwirtschaft tätig sein zu wollen, und zur Gesundung und zum Ausgleich beitragen.

Neben der tiergestützten Therapie bieten wir im Sinne von Dr. Rudolf Steiner auch Heileurythmie an, jene Bewegungskunst, die ein Ausdruck von Sprache und Ton in Körpergesten ist. In Einzelstunden werden hier nach Steiners menschlicher Dreigliederung etwa das Denken, Fühlen und Wollen angesprochen. Diese drei Glieder sollen in der Heileurythmie miteinander verbunden und in Harmonie gebracht werden. Die Kinder sollen Vertrauen in ihr Körpergefühl bekommen, hier, wie auch in allen anderen Bereichen, Geborgenheit und Sicherheit spüren.

Wer welche Therapie bekommt, entscheidet mitunter unser Schularzt, der in unsere Einrichtung kommt und sich in bestimmten Abständen die Fortschritte der einzelnen Jungen und Mädchen anschaut, Elterngespräche führt und zusammen mit den jeweiligen Therapeuten und Lehrern Behandlungsvorschläge macht. Ziel ist es, die einzelnen Kinder von den Medikamenten wegzubekommen, sie auszuschleichen, damit die Dosierung allmählich geringer wird. Oft genug habe ich gesehen, dass Jungen und Mädchen aufgrund der eingenommenen Tabletten gar nicht sie selbst sind. Sie sind abgestumpft, können nicht aus sich herauskommen, wirken wie zurückgedrängt. Sicher, in einigen Situationen kann Ritalin sinnvoll sein. Ritalin ermöglicht für eine gewisse Zeit ein ruhiges Dasitzen und die Fähigkeit zur Konzentration. Das gibt dem Schüler das Gefühl: »Ah, ich kann ja doch eine Zeitlang auf meinem Stuhl sitzen bleiben und eine Rechenaufgabe lösen!« Ohne Ritalin hätte er die Empfindung, überhaupt nichts zu schaffen. Wichtig ist, wie gesagt, das Erfolgserlebnis. Aus diesem Grund überlegen wir lange, wie man bei einem Kind auch im schulischen Bereich Erfolgserlebnisse erzielen, sie vielleicht sogar noch steigern kann, obwohl man das Medikament reduziert und schließlich komplett absetzt. Das ist der Weg, den wir suchen, der unser oberstes Ziel darstellt.

Es gelingt durchaus, wenn auch nicht immer. Von allen Schülern, die durchschnittlich zwei, drei Jahre bei uns bleiben, erreichen 80 Prozent den Hauptschulabschluss oder können eine Lehre anfangen und einen Beruf ausüben. 10 Prozent stellen gleichsam ein treibendes Boot dar. Sie sind wenig gefestigt, manchmal gelingt ihnen eine Perspektive, manchmal auch nicht. Bei den restlichen 10 Prozent kommt es zum Absturz – sie werden arbeitsunfähig, geraten in die Drogenszene, werden kriminell – manche nehmen sich leider auch das Leben. Selbstmord ist auch bei uns ein Problem, wenngleich zum Glück ein sehr seltenes. Die Paracelsus-Schule ist kein Allheilmittel. Wir bringen nicht alle Schüler durch, aber relativ viele, und auf jeden Fall so individuell als möglich.

Dass wir mehr Anfragen haben, als wir Schüler aufnehmen können, zeigt, wie nötig solche Einrichtungen sind. Zu einem gewissen Grad stimmt mich das traurig und nachdenklich, fragt man sich doch: Warum steigt die Zahl der schwierigen Schüler in letzter Zeit so rapide an? Und dass dies eine Tatsache ist, haben mehrere Studien bewiesen. Bei der Suche nach einer Antwort wird man auch bei den Medien fündig. Viele Kinder, die in einem Alter sind, um sich in einer Märchen- und Phantasiewelt zu bewegen, werden oftmals zu jung mit Filmen oder Computerspielen konfrontiert, in denen brutale Vorgehensweisen dargestellt oder gefordert werden und es um Sexualität geht. Dabei wissen sie selbst noch gar nicht, wie sie mit ihren eigenen Emotionen umgehen sollen. Ähnlich traumatisch ist es für Kinder, wenn sie zu Hause Gewalt erleben, sehen, wie etwa Sexualität benutzt wird, um die Mutter – krass gesagt – zu vergewaltigen, aber in diese Richtung geht es vereinzelt schon. Oder wenn sie selbst missbraucht werden. Sicher, all diese Dinge sind mehr oder weniger bekannt – entscheidend ist jedoch die Gegenwehr. Wie lernt ein Kind, in seiner Not nicht nur aggressiv zu reagieren, sondern zu begreifen, dass es nicht allein auf der Welt ist, nicht sagt: »Zack! Hier komme ich! Alle anderen müssen weg!«, sondern gemeinschaftlich und mitfühlend handelt? Für uns bedeutet das eine immense pädagogische Aufgabe. Erziehung ist überhaupt eine große Aufgabe. Man hatte schon einmal einen Kinderführerschein erwogen, vielleicht sollte man diesen Gedanken wieder aufgreifen. Ein Kinderführerschein als Kompetenzbestätigung, dass man mit Kindern umgehen kann. Für alles auf der Welt braucht man eine Ausbildung, ein Zertifikat, eine Urkunde. Nur Kinder darf man einfach so bekommen und erziehen. Doch wenn ich dann als Vater meine vier eigenen Kinder betrachte, bin ich froh, dass ich diesen Führerschein nicht machen musste. Nur wird eines oft vergessen: Kinder zu erziehen beinhaltet, sehr viel Zeit für sie zu haben, sehr viel Verantwortung für sie zu übernehmen, ihnen einen familiären Zusammenhalt zu geben. Und das ist oftmals auch für mich nicht immer nur leicht.

Doch zurück zur Schule: Mein größtes Anliegen ist es, dass sie nach sieben Jahren ihres Bestehens auch ohne mich und meine finanziellen Zuschüsse von rund 400 000 Euro jährlich funktioniert. Das wäre dann jener Weg, den ich schon seit meiner Kindheit gehe, als ich die Welt meines Vaters, die Welt von Business und Rentabilität, und die Welt meiner Mutter – Empathie und Anthroposophie – miteinander verbinden wollte. Nur habe ich jetzt das Geschäftliche und Ökonomische mit dem Therapeutischen und Sozialen zu verknüpfen. Mit anderen Worten, ich möchte das realisieren, was unserer Gesellschaft fehlt: eine Wirtschaft mit menschlichem Antlitz. Im Grunde eine ideale Welt, doch noch gebe ich die Hoffnung nicht auf, dass das heutige Management etwas von der Anthroposophie lernen kann. Im Sinne von: die natürlichen Entwicklungsschritte eines Menschen auf den Bereich der Ökonomie zu übertragen. Hätte man dort auf reale und nicht auf künstliche Konstruktionen wie Derivate gesetzt, hätte manches anders ausgesehen.

Kein Wunder, dass man mir innerhalb der Familie manchmal etwas skeptisch gegenübersteht, wobei das nicht despektierlich gemeint ist, sondern nur ein gewisses Befremden ausdrückt. Aber da schon Dorothea Porsche, meine Großmutter väterlicherseits, eine sich bekennende Anthroposophin war und ihre vier Söhne in Stuttgart auf eine Rudolf-Steiner-Schule schickte, liegt diese Einstellung unserer Familie nicht ganz und gar fern. Nur wird mein Verhalten dann doch nicht als so üblich eingeschätzt, denn das, was mir an Geldern aus unseren Firmen zufließt – Gelder, für die ich »nichts tue« –, wird zu einem nicht geringen Teil für die Schule aufgewendet. Ich gebe meine Einnahmen also der Allgemeinheit zurück, auch wenn diese Einrichtung nicht jedem Menschen nützt – beziehungsweise nicht von jedem gebraucht wird. Trotzdem ist die Institution Paracelsus-Schule ein allgemeines, gesellschaftliches Projekt, weil sie von jedem in Anspruch genommen werden kann, wenn der Bedarf dafür da ist. Das gibt mir das Gefühl, meinen Reichtum sinnvoll zu nutzen, gerecht zu verteilen.

Und der Wunsch nach einem sinnvollen Tun war kein Gedanke, der plötzlich auftauchte, sondern ist eng mit der Familientradition verbunden und war, wie bereits erwähnt, bei mir schon als Kind sehr ausgeprägt.

Doch Gelder aus den Porsche-Unternehmen können auch einmal nicht mehr fließen, denn keiner weiß, was die letzten, jetzigen und voraussichtlich noch kommenden Finanz- und Bankenkrisen bringen werden – und aus diesem Grund ist es wichtig, dass die Schule in Zukunft »wirtschaftlich rentabel« wird. Um es klar auszudrücken und damit kein falscher Eindruck entsteht: Trotz allem sozialen Engagement – ich bin nicht gegen ökonomisches Denken, nicht gegen Profit und gegen wirtschaftliche Weiterentwicklung.

Durch die Finanz- und Wirtschaftskrise 2008, die auch unser Unternehmen schwer getroffen hat, kam ich jedoch an einen Punkt, an dem mir bewusst wurde, dass ich noch nie wirklich eigenes Geld verdient hatte. Was nicht heißt, dass es nicht möglich wäre, mir als Musiktherapeut eine Arbeit zu suchen. Aber darum ging es nicht. Es war der Moment, der mir bewusst machte, dass ich meine laufenden Projekte nicht einfach so in den Sand setzen wollte. Glücklicherweise passierte es auch nicht. So, wie es hätte geschehen können – ein Aus! Doch seitdem ich gespürt habe, wie schnell es mit fließenden Geldern vorbei sein kann, fühle ich eine doppelte Last auf den Schultern. Auf der einen Seite muss ich noch verantwortungsvoller mit dem Geld umgehen, das ich »einfach so« erhalte. Auf der anderen Seite weiß ich, dass bislang andere Sicherheiten nicht in der gebotenen Form vorhanden sind. Finanzschwankungen – damit musste ich erst einmal umzugehen lernen. Natürlich könnte ich mir jetzt fünf, sechs Millionen auf die Seite legen und sagen: »Das ist meine Pension, dieses Geld lege ich an, davon lasse ich mir pro Jahr einen bestimmten Betrag ausbezahlen, von dem könnten dann meine Familie und ich lange und gut leben.« Das wäre zu machen. Und dann doch wieder nicht. Auch in diesem Fall ginge es zuungunsten der von mir initiierten sozialen und kulturellen Projekte aus. Mithin: Große Rücklagen lassen sich also nicht bilden. Obwohl mir zumindest derzeit die Ungewissheit erspart bleibt, wie ich über den Monat komme, wie ich meine Familie ernähren soll, mache ich mir trotzdem Sorgen; anders gelagerte Sorgen, jene eines reichen Mannes. Es geht nicht nur um die Paracelsus-Schule. Die ist Teil des Kulturzentrums St. Jakob am Thurn, das mir ebenfalls als Privatperson gehört. Den zum Kulturzentrum gehörigen Jakobisaal vermiete ich zeitweise an die Paracelsus-Schule (etwa für den Bewegungsunterricht oder Theateraufführungen) oder an das anliegende Bio-Gasthaus »Schützenwirt«. So können in dem großen Saal Hochzeiten oder Taufen ausgerichtet werden. Auch eine Art Kostendeckung. Man kann den Raum mit einer versenk – und nach vorne und hinten neigbaren Bühne sowie mit einer Drehbühne von drei Metern Durchmesser – bei der selbst die Theatermacher vom Salzburger Schauspielhaus neidisch werden – für Eurythmieaufführungen, für Lesungen, Vorträge, Theaterinszenierungen, Kinovorführungen oder sonstige Veranstaltungen nutzen. Dadurch ergeben sich weitere Einnahmen.

Durch dieses Modell zieht die eine Einrichtung Nutzen aus der anderen. Doch das reicht längst nicht, um finanziell autark zu werden. Neben den Zuschüssen für die Schule habe ich insgesamt jährlich 1,6 bis 1,8 Millionen Euro an Kosten für das Kulturzentrum aufzubringen. Eine stolze Summe. Natürlich könnten Jakobisaal und Gastronomie noch viel enger zusammenarbeiten, aber das allein wird nicht genug Gewinn einbringen, um unabhängig von meinen Zuschüssen zu werden. Ich muss mir also noch einiges überlegen, um Wege zur Rentabilität ausfindig zu machen.

Als Erstes fiel mir dazu alkoholfreies Bier ein. Dieses kommt jetzt zur Produktion. Oder spritzige Limonaden. Ich bat einen Braumeister, mit mir ein Gespräch darüber zu führen, ob die Idee von »Jakobsgold« nicht eine Möglichkeit wäre, bei der beide Seiten profitieren könnten. Der heilige Jakob mit dem Wanderstab – dieser Wanderer, der zum Ort St. Jakob am Thurn gehört, erinnert er nicht an den Jakobsweg, den Weg der Pilger? Machte der Gedanke daran nicht allein schon durstig? In vereinzelten Biomärkten wird nun dieses »Jakobsgold« (mit Alkohol) bereits verkauft, und 2011 ist noch ein völlig neues Produkt aus dem Brauhaus Gusswerk hinzugekommen: Cerevinum, eine Mischung aus Wein und Bier. Mit einem Teil des Reingewinns wird nun die Paracelsus-Schule unterstützt. Das ist jedoch erst ein Anfang, ich werde noch etliche solcher Ideen entwickeln und gemeinsam mit anderen Menschen verwirklichen müssen.

Schlaflose Nächte habe ich deswegen noch nicht, aber schon die eine oder andere unruhige Nacht, in der ich rekapituliere, was ich alles erreicht habe und was in der Zukunft bestehen bleiben sollte, was ich auch noch nicht erreicht habe. Denn wie gesagt: Man kann nicht einfach mit den Fingern schnipsen, und dann sind Gelder und die dazugehörigen Möglichkeiten da. Aus der Not wurde eine

Tugend. So entstand der Name »Jakobsgold« im Kulturzentrum St. Jakob nicht zuletzt auch, um jener kleinen
Salzburger Privatbrauerei aus einer finanziellen Misslage
heraus zu helfen.

Im schwarzen Mantel
durch Dornach

Bis ich Obmann der Paracelsus-Schule wurde, musste ich einen längeren Weg zurücklegen. Ich kann mich noch gut an eine Autofahrt von Stuttgart nach Salzburg erinnern, und von dort nach Nussdorf, wo ich nach der Trennung meiner Eltern mit meiner Mutter wohnte. Vor drei Stunden hatte ich die letzte von sechzehn Prüfungen in einer Woche überstanden und war glücklicher Besitzer eines Abiturszeugnisses. In Salzburg hätte ich als Waldorfschüler das Abitur auf einem externen städtischen Gymnasium ablegen müssen. Stuttgart hatte ich gewählt, weil dort meine Großeltern Ferry und Dorothea Porsche gelebt hatten, ich in dieser Stadt geboren war, meine ersten Lebensjahre dort verbrachte und mein Vater Hans Peter Porsche ebenfalls Schüler der Stuttgarter Freien Waldorfschule am Kräherwald war.

Er selbst hatte bei den Prüfungen der Salzburger HTL, der Höheren Technischen Lehranstalt, große Probleme gehabt und schob die Schuld auf die Waldorfschule. Dadurch war er zu dem Schluss gekommen, man würde auf einer solchen Institution nichts lernen, was man im späteren Leben gebrauchen könnte. Bei der letzten Prüfung der

HTL hatte er einen Nervenzusammenbruch, nach bestandener Prüfung plagten ihn langjährig Albträume, dass er es nie schaffen würde zu bestehen. So schlimm war es bei mir nicht gewesen. Später stellte ich mir die Frage, was gewesen wäre, wenn er diese reformpädagogische Einrichtung nicht besucht hätte. Möglicherweise hätte er von Anfang an eine schwierige Schulkarriere gehabt, und alles wäre noch viel schlimmer gekommen? Wer weiß.

Mein Vater erzählte mir einmal von einer Begebenheit, die sich während einer Theateraufführung von *Hänsel und Gretel* an der Waldorfschule am Kräherwald ereignet hatte und die zu meiner Vermutung beiträgt, dass er auf dieser Schule doch einiges gelernt hatte. Während der Vorstellung kam es zu einem Zwischenfall. Hänsel, gespielt von meinem Vater, verkündete gerade in Richtung Publikum, dass er und seine Schwester Gretel ganz arme Kinder seien, durch den Wald gehen müssten, nichts zu essen hätten und am Verhungern seien. In diesem Moment stand ein Japaner, der in der ersten Zuschauerreihe saß, auf und überreichte meinem Vater einen Apfel, den er aus seiner Tasche geholt hatte. Im ersten Moment war mein Vater verblüfft. Was sollte er tun? Wenn er den Apfel aß, würde das nicht zum Stück passen. Biss er jedoch nicht hinein, könnte der Japaner denken, der Junge ekelte sich vor ihm als Ausländer. Das wäre wiederum sehr unhöflich. Mein Vater biss also herzhaft in den Apfel – und die Spontaneität, die er damit an den Tag legte, hatte er sicher der Waldorfausbildung zu verdanken. Das Publikum lachte, eine längere Pause trat ein, bis er wieder sprechen konnte – und von da an hatte er kein Lampenfieber mehr. Während ich aus dem Fenster schaute, flog die Landschaft an mir vorbei, und damit verschwanden auch die schweren Gedanken. Endlich kein Druck mehr, die viele kopflastige Arbeit war vorbei, die letzte Hürde geschafft. Leise sagte ich zu mir: »So, jetzt kannst du dein Leben wieder neu in die Hand nehmen und so gestalten, wie *du* es gern möchtest. Freu dich!«

Und ich freute mich. Es war ein Moment des Loslassens, ein Gefühl des Freiseins – nur dass er nicht lange währte. Ich war erst kurze Zeit wieder in Nussdorf, als ich die Aufforderung erhielt, mich zum Militär zu melden, um meinen Wehrdienst abzuleisten. Das war wie ein Peitschenschlag ins Gesicht. Ich hatte andere Pläne gehabt, wollte als Zivildienstleistender zur Rettung beim österreichischen Roten Kreuz und auf gar keinen Fall als Soldat im Tarnanzug durch die Gegend robben. Hatten mir die österreichischen Behörden nicht vor Ablegung des Abiturs in Deutschland zugesagt, ich könne Zivildienst machen? Wieso kam dann jetzt dieses Schreiben?

Fieberhaft suchte ich nach Möglichkeiten, die damalige Bestätigung für den Ersatzdienst wirksam werden zu lassen. Zudem verstand ich nicht, warum sie außer Kraft gesetzt worden war. Da hatte ich nun das Problem: Abitur bewältigt, aber schon war unerwartet ein neues aufgetaucht. Schließlich stellte ich fest, dass während der Zeit, in der ich in Deutschland zur Schule ging, zwischen 1992 und 1994, die österreichischen Wehrdienstgesetze geändert worden waren: Alle jungen Männer, die sich zum Zivildienst gemeldet hatten, mussten das nochmals tun, weil sich zu wenige für das Heer, zu viele für den Ersatzdienst entschieden hatten. Durch die nochmalige Meldung hoffte man, einige der zukünftigen Zivildienstleister würden das Schreiben schlichtweg übersehen – und man könnte sie auf diese Weise stattdessen zum Bundesheer rekrutieren. Ich hatte das entsprechende Schreiben überhaupt nicht bekommen, weil ich in Stuttgart war. Mir erschien diese Aktion als eine sehr österreichische, die in das weite Feld von Flexibilität und Starrheit, Disziplin und Offenheit gehörte – mit all den damit verbundenen Vor- und Nachteilen.

Konnte ich diesem Dilemma vielleicht entkommen, wenn ich in ein anderes Land zog, etwa nach Deutschland, wenigstens so lange, bis ich meinen Heeresdienst nicht mehr ableisten musste? Allerdings war damit das Risiko verbunden, dass die Gesetze zwischenzeitlich erneut verändert wurden, möglicherweise durch Heraufsetzung der Altersgrenze. Zudem hätte ich nicht ein einziges Mal in meine Heimat zurückreisen können, weil man mich dann gleich eingezogen hätte. Diese Variante kam also nicht in Frage. Es gab nur eine einzige Chance: ein weiteres Mal mit den Behörden zu sprechen. Ich wollte vorbringen, so mein spontaner Entschluss, dass ich ein Studium im Ausland beginnen und meinen Zivil- respektive Heeresdienst auf die Zeit nach Studienende legen wolle. Die Idee gefiel mir, je länger ich darüber nachdachte, denn auf diese Weise hätte ich bei Bewilligung des Antrags Zeit gewonnen, um die entsprechenden Gesetze genau zu überprüfen und eventuell eine Lücke zu entdecken. Kranken, Verletzten oder alten Menschen zu helfen bedeutete für mich eine wichtige gesellschaftliche Aufgabe, was ich bei Ableistung des Heerdienstes nicht hätte behaupten können. Ich wollte mich also nicht drücken, nur eben etwas konkret Sinnvolles leisten.

Die Behörden, denen ich meine Überlegungen mitteilte, ließen sich tatsächlich auf meinen Deal ein, und so wurde ich mehr oder weniger dazu »genötigt«, mir einen Studienplatz im Ausland zu suchen. Als ehemaliger Waldorfschüler interessierte es mich, den mit diesen Einrichtungen verbundenen pädagogischen Ansatz von der anderen Seite kennenzulernen, aus der Perspektive des Lehrenden. Außerdem hatte ich den Ehrgeiz, gewissen Fragen, die mir meine Lehrer nicht beantwortet hatten, auf den Grund zu gehen. Da lag es nahe, in der Schweiz, genauer gesagt in Dornach, nicht weit von Basel, im Waldorf-Lehrerseminar Waldorfpädagogik zu studieren. Obwohl ich diese andere Sichtweise, die Nicht-Schüler-Perspektive kennenlernte wollte, war trotzdem klar: Lehrer wollte ich nie hauptberuflich werden. Das war nicht mein Ziel, war für mich in dieser Situation nicht vorstellbar, denn dafür war ich zu neugierig und hatte das Gefühl, noch mehr von der Welt erfahren zu wollen. Zu sehr interessierten mich auch Technik, Autos, Landwirtschaft, Medizin, Menschen, Gedichte und so weiter. Zwei Jahre setzte ich mir als Frist für mein »Exil«, bis dahin musste eine Lösung für mein Ersatzdienstproblem gefunden werden.

Schon seit meiner Rückkehr aus Stuttgart lief ich in einem langen schwarzen Mantel herum, der hinter mir herwallte, und auf dem Kopf trug ich einen großen schwarzen Samthut. Ich nehme an, dass ich wie ein wandelnder Priester ausgesehen habe – und natürlich fand ich mich zumindest damals in dieser Aufmachung sehr aufregend. Als ich dann in diesem Outfit nach Dornach kam, fanden mich die Unterrichtenden am Lehrerseminar etwas eigen und konnten mich auch nicht so recht einordnen. Das begann schon, als ich vor das Aufnahmegremium am Lehrerseminar treten musste: Gewiss, ein Waldorfschüler, aber einer aus der Familie Porsche. Und dann dieser sonderbare Aufzug mit Hut und Mantel, noch dazu seine Aussage, nach Ende seiner Studienzeit nicht Waldorflehrer werden zu wollen, das Fach nur aus Interesse an den Erziehungswissenschaften gewählt zu haben – wer konnte das verstehen? Dennoch wurde ich ohne Schwierigkeiten aufgenommen, wohl auch deshalb, weil sie mich nach ein paar Tagen besser einschätzen konnten.

Der Wohnortswechsel war schnell vollzogen, und es war das erste Mal, dass ich über einen längeren Zeitraum wirklich von zu Hause weg war. Die kurze Zeit in Stuttgart, meiner Geburtsstadt, in der ich mein Abitur abgelegt hatte, zählte eigentlich nicht. Ich war erstmals auf mich selbst gestellt – und das war nicht nur einfach. Schnell merkte ich: Wenn ich keinen Kontakt zu anderen hatte, kam ich nicht besonders gut mit mir selbst zurecht. Ich brauchte Anschluss, um glücklich zu sein. Wenn es den nicht gab, musste ich Querflöte spielen oder Gedichte schreiben – in den Dornacher Jahren verfasste ich mein viertes Buch, *Die reife Reifeprüfung*. Zuvor in Stuttgart, während der Abijahre, hatte ich die ersten drei Gedicht- und Sinnspruchbände herausgebracht – *Silbermond*, *Todesgold* und *Septemberorgie* – und nahm 1997 eine CD auf: *Träume in Raum und Zeit* ..., eine Mischung aus klassischen und moderneren Stücken mit Klavier, Schlagzeug und einer besonderen Grenadillholz-Querflöte, die ich spielte. Das war auch eine Art Anschluss zu anderen, besonders nach der Trennung von meiner ersten, langjährigen Freundin.

Dornach kannte ich von jener Woche, die ich dort als Schüler zusammen mit meiner Mutter verbracht hatte, ein Ort, der stark von Dr. Rudolf Steiner geprägt ist. Damals war ich fünfzehn gewesen. Meine Mutter und ich haben uns im Goetheanum eine ungekürzte Fassung des *Faust* angesehen – eine ganze Woche lang. Jeden Tag gab es eine Fortsetzung der Goethe-Tragödie, und an einer Stelle bringt Mephisto in der Szene mit König und Gefolge, wundervoll verpackt, das Geld ins Spiel, das Geld, das in unserer Familie immer eine große Rolle gespielt hat. Als Faust ihn zu Beginn fragt, wer er denn sei, antwortet der Teufel: »Ein Teil von jener Kraft, / Die stets das Böse will und stets das Gute schafft.« Was für mich nichts anderes bedeutete, als dass das Böse nicht nur böse ist. Und das Gute nicht immer nur vom Guten kommt. Danach folgt der Teufelspakt, in dem sich Mephisto verpflichtet, Faust im Diesseits zu dienen und alle Wünsche zu erfüllen. Im Gegenzug ist Faust bereit, dem Teufel seine Seele zu überantworten, falls es diesem gelänge, ihm wahres Lebensglück zu verschaffen – ein Deal, wie er auch bei Tauschgeschäften mit Geld verhandelt wird. Und dieser Deal ist verbunden mit einer Ambivalenz: Jede Seite hat etwas Positives, aber auch etwas Negatives. Und wo immer man meint, dass doch alles so gut und so rechtens erscheint, sollte man sich bewusst sein, dass dort dennoch auch das Böse lauern kann.

Geld, diese geniale Erfindung, hat den Nachteil, dass man kaum je nachvollziehen kann, woher es stammt und wofür es wirklich verwendet wird. Wenn ich es auf die Bank lege, weiß ich nicht, ob damit Waffen oder Atomkraftwerke finanziert werden oder Familien sinnvoll mit einem Kredit geholfen wird. Zugleich hat diese Anonymität des Geldes etwas, das mich in den Bann zieht. Denn wächst man als Sohn eines Porsche-Enkels auf, ist eine solche Anonymität nicht gewährleistet – und in diesem Fall gerade wegen des Geldes. Wie gesagt: Alles hat zwei Seiten. Mir erscheint es als etwas Befriedigendes, nicht von Kopf bis Fuß begutachtet zu werden. Es wäre angenehm, wenn niemand sagen würde: »Schau mal, da sitzt der Herr Porsche, und sieh nur, wie der den Salat isst.« Die Blicke hören buchstäblich nicht vor den Tellern auf, den Speisen, die darauf liegen. Hält der die Gabel richtig, oder macht er etwas mit dem Messer falsch?

Nun befand ich mich wieder im Umfeld des Goetheanums, das erst aus Holz gebaut war, dann aber abbrannte und danach ein Betonbau wurde, in dem auch die Allgemeine Anthroposophische Gesellschaft sowie die Hochschule für Geisteswissenschaft ihren Sitz haben. Und sicher war das ein Grund dafür, dass ich in den zwei Studienjahren, die ich in der Schweiz verbrachte, vom einundzwanzigsten bis zum dreiundzwanzigsten Lebensjahr – ich hielt die Frist von zwei Jahren ein, die ich mir gegeben hatte –, einen nahen Zugang zur Anthroposophie bekam. Immer wieder stellte ich mir Fragen wie: Ist die Anthroposophie eine Wissenschaft? Handelt es sich bei den Anthroposophen um eine Sekte? Ist Anthroposophie eine Gesinnung, eine Lebenseinstellung? Ich erinnerte mich daran, wie ich damals, als ich mit meiner Mutter den *Faust* im Goetheanum sah, überlegt hatte, wer denn am Ende des Theaterstücks gesiegt hatte – war Faust der Sieger? Das Gute im Menschen? Das Göttliche? Oder war es gar Mephisto? Nein, der hatte es zwar weit gebracht, aber er hatte es nicht vollkommen geschafft. Doch diese Figur hatte mir zu verstehen gegeben, dass Mephisto im Prinzip ein Teil des Guten war, ein Teil dessen, das aus dem Göttlichen kommt, auch ein Teil dessen, das der Mensch braucht, um sich weiterzuentwickeln.

Und ähnlich betrachtete ich Dornach – es war ein wunderbarer Ort des Kommens und Gehens, ein Ort des Vorübergehenden. Man konnte dort gute Entwicklungsschritte machen, aber keinesfalls wollte ich in diesem Dreiländereck von Deutschland, Frankreich und der Schweiz allzu lange verbleiben, wenn auch gerne immer wieder vorbeikommen. Das war mir klar. Es gab keinen Grund dafür, nur ein Bauchgefühl.

Anthroposophie bedeutet letztlich, auf eine einfache Formel gebracht, allen Erscheinungsformen auf dieser Erde, egal ob Lebewesen oder Dingen, Geistigem oder Wirtschaftlich-Wissenschaftlichem mit Respekt und Demut zu begegnen, den höheren Sinn verstehen zu suchen. Zu dieser Erkenntnis kam ich, als ich mich mit den Grundwerken Dr. Rudolf Steiners auseinandersetzte. Diese vier Werke sind zu meinen Grundschriften geworden und begleiten mich bis heute durch das Jahr. Täglich versuche ich jeweils drei Seiten daraus zu lesen, aus einem einfachen Grund: Ich will am Ball bleiben. Selbst das, was man schon einmal gelesen hat, kommt einem beim wiederholten Lesen völlig neu vor. Mit Sicherheit liegt das an der sehr eigenen Schreibweise Steiners.

Was aber faszinierte mich an diesen Schriften, unabhängig von Steiners Formulierungskunst?

Versuchte ich zu Fragen meines Lebens selbst Antworten zu finden und las danach in seinen Texten, ging aus ihnen hervor, dass ich mit dem, was ich dachte, gar nicht so falsch gelegen hatte. Wobei mir klar war, dass meine Überlegungen nicht von einer neutralen Ebene ausgingen, sondern schon von dem Gedankengebäude Steiners durchdrungen waren, vor allem von seiner Annahme, der Mensch lebe sowohl in einer physischen wie geistigen Welt.

Hinzu kam seine Auffassung von einer Dreigliederung – danach existiert neben dem Denken das Fühlen und das Wollen. Wobei ich mehr davon angetan war, wie Steiner es geschafft hatte, die Dreiteilung nachvollziehbar zu erklären. Das Denken ordnete er hautsächlich dem Kopfbereich zu, dem Schädel mit seiner harten Außenhülle und einer inne liegenden weichen Substanz – dem Gehirn mit einem Großteil der Sinnesorgane und den zu ihm hinführenden wie auch davon ausgehenden Nervenbahnen. Das fühlende, mithin rhythmische System ordnete er dem Brustbereich zu, dem Thorax, der nach vorne offen ist und sich im Magen- und Darmbereich noch weiter öffnet, zu dem aber auch die aufgerichtete und bewegliche Wirbelsäule gehört – ein System, das einen Gegensatz zu unserem völlig unbeweglichen und geschlossenen Schädel bildet. Das Wollen ordnete Steiner wiederum den Gliedmaßen auf bewusster, dem Stoffwechsel auf unbewusster Ebene zu. Mit ihnen können wir etwas greifen und umfassen, damit also etwas tun. Hier liegen die Knochen nicht mehr wie beim Thorax offen, sondern sind tendenziell nach innen gerichtet. Eigentlich eine Art Umstülpung, denn um die Knochen der Gliedmaßen herum befinden sich Muskelgewebe und Gefäße.

Diese Betrachtungsweise ließ mich nicht mehr los und brachte mich dazu, mich weiter mit diesen Dingen zu beschäftigen. So entdeckte ich, dass die Dreigliederung des Menschen sich auch woanders wiederfand – etwa in der Musik, in der Aufteilung von Melodie, Harmonie und Rhythmus, aber ebenso im Sozialen, als Leitbild für gesellschaftliche Entwicklung, in der Strukturierung von Geistes-, Rechts- und Wirtschaftsleben. Auf diese Weise lernte ich, Themen wie Gerechtigkeit, Ökonomie oder Krieg aus verschiedenen Blickwinkeln zu betrachten. Wichtig dabei war, immer wieder bestimmte Aspekte neu kombinieren zu können.

In Dornach setzte ich mich des Weiteren mit der Goetheschen Farbenlehre auseinander, mit den farbigen Schatten und anderen speziellen Phänomenen, die ich im Farbenlabor des Goetheanum studierte. Bis heute sind die farbigen Schatten nicht wirklich erforscht und erscheinen abstrus: Warum entsteht ein farbiger Schatten, wenn ich einen Gegenstand vor eine Lichtquelle eines bestimmten Farbtons stelle? Warum hat der so geworfene Schatten genau die Gegenfarbe?

Aber auch andere naturwissenschaftliche Phänomene interessierten mich in diesem Zusammenhang: Alle Fahrzeuge, die sich in der Luft befinden, geben ihr Gewicht an diese ab. Jeder Hubschrauber, jeder Paragleiter, jeder Drachenflieger. Das heißt: Die Luft hat umso mehr Druck, je mehr Flugfahrzeuge sich in ihr befinden, ganz unabhängig von den Strömungen, die durch die Thermik, die Erdbewegungen entstehen. Mit jedem startenden Flugzeug, mit jedem landenden Gefährt verändert sich der Luftdruck. Allerdings so minimal, dass man es nicht messen kann. Jeder abhebende Flieger erleichtert die Erde nur punktuell, denn flächig gesehen wird der Druck bei einem Start wieder an die Erde zurückgegeben, sonst könnte die Maschine gar nicht fliegen. Dennoch verdichtet sich die Luft, der Luftdruck wird erhöht – und hier zeigt sich ein ungewöhnlicher Bezug zur Anthroposophie, zu den Ansichten von Steiner. Nach ihr beinhalten Phänomene, die nicht zähl- oder messbar sind, Qualitäten. Wie das Warmwasser, das über Gas, Holz oder Strom erzeugt wird, feinste Unterschiede aufweist, so existieren diese auch in der Luft und begleiten und beeinflussen uns Menschen. Was bedeutet, dass man dieses Denken auch auf weitere Bereiche unseres Lebens ausdehnen kann, zum Beispiel auf die Landwirtschaft, die Gentechnik, die dort angewandt wird. Es erschreckt mich, wie heute mit dieser Technologie, etwa mit dem Klonen von Lebewesen, umgegangen wird. Ein Beispiel: Über Generationen hinweg wurde ein bestimmter Weizen angebaut, etwa der heute noch fruchtbare Pyramidenweizen, der aber auf einmal manipuliert wurde. Der Halm ist verkürzt, die Ähre erregerresistent. Doch was bewirkt das? Heute wird behauptet, es seien keine Gegenwirkungen bekannt, nichts Negatives. Wie beim Elektrosmog – ich bin nicht davon überzeugt, dass er unschädlich ist oder vielmehr wirkungslos! Ich bin der Ansicht, dass alles Einfluss auf uns Menschen hat, auch wenn sich nichts quantifizieren lässt.

In der biologisch-dynamischen Landwirtschaft und der Ernährungslehre nach Dr. Rudolf Steiner geht es nicht nur darum, Kohlehydrate, Fette und Eiweiße mit der Nahrung aufzunehmen. Es macht einen Unterschied, wie die einzelnen Nahrungsmittel heranwachsen. Ist man davon überzeugt, stellt sich für mich unweigerlich die Frage, ob es sinnvoll ist, aus Lebensmitteln Wärmeenergie zu erzeugen. Soll man Getreide verbrennen oder Gas aus Wiesengras produzieren, um damit ein Auto anzutreiben? Wenn man sich mehr mit diesen Überlegungen beschäftigt, werden sich meiner Überzeugung nach noch ganz neue Wege für die Zukunft auftun. Vielleicht liegen Aufzeichnungen dafür bisher unbeachtet oder unbewusst in irgendwelchen Schubladen oder Tresoren herum.

Mich faszinieren Querdenker, die sich fragen: Wie kann ich Abgase reduzieren? Einige haben erfasst, dass Algen wahre CO_2-Killer sind. Algen kommen in der Natur vor, und wie jede andere Pflanzenart auch benötigen sie Kohlendioxid zur Photosynthese, zu diesem komplexen Prozess, bei dem sie am Ende Nährstoffe zum Weiterwachsen produzieren, aber zugleich Sauerstoff an die Umwelt abgeben und dadurch die Ökosysteme stabilisieren. Forscher der privaten Jacobs Universität in Bremen arbeiten an einem Projekt, bei dem Meeresalgen in einer Art Bio-Algenreaktor produziert werden, der die CO_2-Abgase von Kraftwerken auffangen und zu Biosprit verarbeiten soll. Kohlendioxid ist dann nicht mehr ein Abfallprodukt, sondern es wird ein Kreislauf geschlossen. Und vielleicht haben wir noch längst nicht alle Energien erforscht – und zwar deshalb, weil wir sie bislang für nicht existent gehalten haben.

Aufgrund meines Waldorflehrerstudiums und meiner Suche nach verschiedenen Wahrheiten wurde ich Schritt für Schritt ein Freund der Anthroposophie. Ich bin bestimmt kein Mensch, der blind an etwas glaubt. Ich muss alles selbst überprüfen, alles selbst erleben. Doch trotz eines kritischen und misstrauischen Hinterfragens konnte ich am Ende sagen: »Ja, es stimmt, was Steiner geschrieben hat, es hat seine Richtigkeit.«

Meine Mutter hatte keine Schwierigkeiten damit, dass meine Verbindung zu den Lehren Dr. Rudolf Steiners immer enger wurde. Sie betrieb in ihrem großen Garten selbst eine biologisch-dynamische Landwirtschaft und richtete sich bei Tierhaltung wie auch der Pflege von Pflanzen nach Einflüssen von Planeten aus. Und auch ihre medizinischen Erkenntnisse orientierten sich mehr und mehr an anthroposophischen Überzeugungen. Das begann, als meine Mutter den Waldorfkindergarten für mich entdeckte. Hier lernte sie eine andere Philosophie kennen und setzte sich immer intensiver mit der Waldorfpädagogik und der Anthroposophie Dr. Rudolf Steiners auseinander. In dieser spirituellen Betrachtungsweise, in der die Weltanschauung Goethes, fernöstliche Lehren und naturwissenschaftliche Erkenntnisse einflossen, erarbeitete sie sich Grundlagen, die ihr Antworten gaben, wenn sie nach dem Sinn des Lebens fragte. Dabei ging es auch immer wieder um eine Beziehung des Menschen zum Übersinnlichen. Das Kennenlernen seiner Schriften war für sie gleichsam eine Offenbarung. Sie erklärten ihr ihre Lebensumstände, die Schicksalsverbindungen, die Einschnitte, die sie während ihrer Ehe mit meinem Vater erfahren hatte. Steiners Lehre war nicht allein daran »schuld«, aber ihre gemeinsamen Ansichten, Freuden und Wünsche wichen nun noch mehr voneinander ab. Schließlich verstärkten sich die vorhandenen Unterschiedlichkeiten meiner Eltern so sehr, dass sie sich scheiden ließen.

Auch wenn Dorothea Porsche, die Mutter meines Vaters, so angetan von Dr. Steiner gewesen war, sah mein Vater das alles ein wenig skeptischer. Immer wieder fragte er mich, ob das, was ich tat, denn wirklich gescheit sei. Seiner Ansicht nach wäre es gescheit gewesen, wenn ich meinen Wohnsitz nach Monaco verlegt hätte, schon aus steuerlichen Gründen. Doch dann hätte ich auch ein halbes Jahr in diesem Stadtstaat an der Mittelmeerküste leben müssen. Das sagte mir gar nicht zu. »Ich will nicht Sklave meines Geldes sein«, entgegnete ich ihm. Ein anderes Mal fragte er: »Willst du nicht lieber Wirtschaftswissenschaften studieren? Dann könntest du später unsere Firmensituation besser verstehen! Außerdem werden dich mit diesem Wissen Steuerberater oder Anwälte nicht über den Tisch ziehen können.« Ich schüttelte nur den Kopf.

Mein Vater drängte jedoch nicht weiter. Er wusste, dass die Wünsche, die er an mich herantrug, wohlüberlegt und sinnvoll waren. Aber ihm wurde allmählich klar, wie sehr ich leiden würde, wenn ich sie erfüllte. Wichtiger war ihm, dass ich durch seine Forderungen keinen seelischen Schaden nahm. Kurzfristig, meinte er, könne ich mich ruhig mal ein wenig quälen, doch er wollte keinesfalls, dass es mir ans Herz ging. Und so übernahm er am Ende auch die Finanzierung meines Studiums in Dornach.

Allerdings erkannte ich recht bald, dass an diesem Ort die eingefleischten Anthroposophen lebten, die ihr Dasein getreu der Lehre Steiners gestalteten, neben jenen, die sich bemühten, neue Wege zu finden. Doch das schafften sie nicht immer, was am Ende zu den merkwürdigsten und skurrilsten Erscheinungen führte. Manche von ihnen waren wirklich so sonderbar, dass man nur sagen konnte: »Die haben nicht alle Tassen im Schrank.« Zu all diesen Gestalten gab es noch die Eurythmisten, die nicht nur während der Eurythmieaufführungen mit ihren Schleiern zugange waren, sondern sich bemüßigt fühlten, selbst auf ihren Fahrrädern mit den transparenten Stoffbahnen durch Dornach zu segeln. Entweder konnte man darüber schmunzeln oder sich die berechtigte Frage stellen, ob das nun die optische Darstellung eines streng anthroposophischen Lebens war. Ich denke, das entsprach nicht unbedingt dem Anliegen Steiners. Ihm war es stets darum gegangen, die Anthroposophie ernst zu nehmen, dabei aber die Bodenhaftung nicht zu verlieren. Man sollte sich mit seiner Lehre nur insoweit auseinandersetzen, wie man sie mit eigenen Fähigkeiten vereinbaren kann. Die in Dornach zu beobachtenden Verirrungen waren daher eher Ausdruck der Personen, die sich zu sehr, fast wie blind, um die Anthroposophie zu bemühen glaubten und dabei gleichzeitig den Boden der Realitäten verließen.

Das Problem mit der Liebe,
wenn man Porsche heißt

Noch während meiner Salzburger Schulzeit hatte ich mich in ein Mädchen verliebt. Das passierte in der letzten Klasse vor dem Abi, als wir für ein Sozialpraktikum alle nach Schottland reisten. Da sie nun ebenfalls in Dornach lebte und dort Eurythmie studierte, konnten wir unsere Beziehung fortsetzen.

Erstaunlich war das schon, denn es war mir nicht leicht gefallen, mich zu verlieben. Ständig plagten mich Zweifel, ob sich jemand nur für mich interessierte, weil ich einen berühmten Namen trug, Geld hatte, ein Auto fuhr – damals meinen ersten Porsche, einen schwarzen Boxster – oder sonstige Annehmlichkeiten zu bieten hätte. Gründe für diese Zweifel gab es genug. Ich hatte stets das Gefühl, von den Mädchen und Frauen nicht als Mensch mit bestimmten inneren Qualitäten wahrgenommen zu werden, sondern hinter etwas zu verschwinden, etwas, das den ausschlaggebenden Faktor ergab, warum sie sich mit mir verabreden wollten.

Mit dieser ersten Freundin verbrachte ich viel Zeit, die aber ebenfalls nicht frei von Zweifeln war. Dazu gehörte, dass auch andere Männer Interesse an ihr hatten, was mir das Leben nicht gerade leichter machte. Irgendwann war ein Punkt erreicht, an dem ich mir sagte: »Diese Beziehung hat, so schön sie auch war, keinen Sinn mehr, hat keine reelle Zukunft.« Wir trennten uns nach über fünf Jahren. Um mich über den Verlust dieser ersten Liebe hinwegzutrösten, vertiefte ich mich in mein Flötenspiel, spielte täglich fünf, sechs Stunden auf dem Instrument. Ich wog nur noch vierundfünfzig Kilo und meine Eltern machten sich tatsächlich Sorgen um mich. Zeitweise konnte ich mich auch nicht mehr auf mein Studium konzentrieren, obwohl es auf das Ende meines Lehrerseminars zuging und ich mich auf meine Abschlussarbeit in Form eines Referats vorbereiten musste. Die hatte ich in Form eines Vortrags darzustellen. Nach vielen Mühen war auch das geschafft – und meine Studienzeit in Dornach beendet.

Der neuerliche Umzug nach Nussdorf wurde vorbereitet, und schließlich waren alle Sachen aus meiner Wohnung in der Schweiz geholt. Vor der letzten Fahrt von Dornach nach Salzburg bat man mich, den Sohn meines ehemaligen Musiklehrers aus der Salzburger Schulzeit mitzunehmen, der sich gerade in Dornach aufhielt. Schließlich gab es aber Entscheidungsprobleme, und so kam es, dass ich nicht ihn, sondern seine Schwester Aglaia Walter mitnahm, die ihren jüngeren Bruder Georg begleitet hatte. Ich kannte die beiden Geschwister, aber da Aglaia sieben Jahre jünger war als ich, waren wir uns in unserer Salzburger Schulzeit nur selten begegnet.

Während der Fahrt nach Salzburg im schwarzen Boxster fing es plötzlich furchtbar an zu schneien. Normalerweise ist die Strecke von Dornach nach Salzburg in fünf Stunden zu schaffen, durch den Schneefall brauchten wir jedoch drei Stunden länger. Als wir in Salzburg ankamen, war es zwar schon spät, aber noch früh genug, um ins Kino gehen zu können. Daher fragte ich die Tochter meines einstigen Musiklehrers spontan, ob sie Lust hätte, sich mit mir einen Film anzuschauen. Die Rückkehr nach Salzburg ohne meine Freundin war schwerer zu ertragen, als ich gedacht hatte – an diesem Abend wollte ich nicht allein sein.

Aglaia war einverstanden, und da gerade *Titanic* angelaufen war, kam uns der Film nach der langen Fahrt im Schnee geradezu passend vor. Schließlich ging es darin um einen Untergang, Eisberge und eine traurig endende Liebesgeschichte. Mehr passierte an diesem Abend nicht. Von da an telefonierten wir häufiger, und eines Tages machte ich Aglaia den Vorschlag, für den Weihnachtsbazar an der Rudolf-Steiner-Schule Salzburg zusammen ein Stück auf der Flöte einzustudieren. Ich wusste, dass sie ebenfalls Querflöte spielte, und die Idee eines gemeinsamen Stücks fand ich sehr schön, denn auf diese Weise mussten wir uns mehrmals treffen.

Sie war einverstanden und meinte nur, ich möge etwas Geduld mit ihr haben, denn sie hätte seit langem nicht mehr geübt. Im Stillen dachte ich: Noch besser, dann dauert es wenigstens noch länger, bis das Stück sitzt.

Nach den Proben gingen wir oft spazieren, und auf einem dieser gemeinsamen Spaziergänge küssten wir uns zum ersten Mal. Es blieb nicht bei diesem einen Mal. Und es blieb auch nicht aus, dass wir – längst war Weihnachten vorbei, und wir mussten uns keinen Grund mehr einfallen lassen, um uns zu sehen – auf das Thema Liebe zu sprechen kamen. Aglaia fragte mich, ob ich in sie verliebt sei. Meine Antwort gefiel ihr überhaupt nicht: »Nein, ich bin nicht in dich verliebt.« Offensichtlich enttäuscht, blickte sie zu Boden. Doch dann hellte sich ihr Gesicht auf, als ich hinzufügte: »Es ist wahre Liebe.«

Meine Worte berührten sie, das sah ich, aber sie glaubte

ihnen nicht so recht. In ihrem Blick lagen unverkennbar Zweifel. Doch ich selbst war mir ganz sicher.

Die Begegnung mit Aglaia erschien mir wie eine Neufindung nach dem Leid der Trennung. Es war eine romantische Begegnung, eine, die zu der damaligen Zeit passte. Für mich erstaunlich schnell, zogen wir zusammen, in eine Einliegerwohnung bei meinem Vater, gemeinsam mit unserem Hund Ronja, einem Rottweiler. Eigentlich »hausten« wir eher in dieser Wohnung, denn nachdem ich meinen Zivildienst abgeleistet hatte – davon später mehr –, tat ich ein Jahr lang so gut wie nichts Fixes – Arbeit hatte ich immer. Wir hatten viel Zeit für uns. Nach diesem Jahr verlobten wir uns und erzählten meiner Mutter als Erster von diesem Entschluss. Anschließend zogen wir in ein Haus in der Nähe von Hallein, in jenen südlichen Teil von Salzburg, aus dem auch meine Großeltern mütterlicherseits stammten. Ich erwarb es durch Unterstützung meines Vaters, einen kleinen Teil des Geldes konnte ich selbst dazu beisteuern. Bevor wir dort ein neues Zuhause fanden, wurde es komplett renoviert, vom Dach bis zum Keller.

Noch bevor wir in dieses Haus zogen, heirateten wir. Das war 1999. Zuerst standesamtlich, danach kirchlich in der Christengemeinschaft.

Die Hochzeit war aber nicht nur ein Ereignis, das mit einem gemeinsamen Bekenntnis zur Ehe und einem schönen Fest verbunden war. Schon lange vor diesem Tag hatten Aglaia und ich unter einem gewissen Druck gestanden. Vor allem der Porsche-Piëch-Clan hatte uns im Visier: Was wird aus den beiden? Haben sie wirklich vor, eine ernsthafte Beziehung einzugehen und Kinder zu bekommen? Immerhin wohnten wir ja schon zusammen, das ließ diese Fragen aufkommen. Während andere Menschen sich gegen eine Ehe entscheiden, weil sie sich dadurch auf ewig gebunden, unfrei und eingesperrt fühlen, war es für uns, als wir uns klar zueinander bekannten, eine Befreiung. Wir gehörten zusammen, als Herr und Frau Porsche, die eine eigene Familie gründen wollten. Durch diesen Schritt wurde Aglaia auch wirklich als eine Frau Porsche behandelt, die nun mit auf Familien- und Firmenveranstaltungen eingeladen wurde. Als meine Freundin hätte sie mich nicht begleiten dürfen, dazu gab es keine Erlaubnis. In meinen Augen war das eine Form der Degradierung, wenngleich verständlich.

Lange überlegten wir, welchen Namen meine Frau annehmen sollte. Auch wenn sich mancher denken mag: Wer will denn nicht Porsche heißen?, erwogen wir Für und Wider dieser Entscheidung sorgfältig. Wir sprachen über die mögliche Scheu, meinen Namen zu tragen, sowie über die kritische Gegenposition. Letztlich hielten wir es für sinnvoll, Klarheit für unsere Kinder zu schaffen, die wir beide wollten – und so entschied sich Aglaia für meinen Nachnamen. Sie selbst war in einer Familie aufgewachsen, in der sie im Grunde drei Nachnamen hatte, den ihres leiblichen Vaters, den ihrer Mutter und den ihres Adoptivvaters, meines ehemaligen Musiklehrers. Um aus dieser Namensvielfalt herauszukommen – das war ein weiterer wesentlicher Grund –, bevorzugten wir eine eindeutige Linie, ohne Doppelnamen, ohne Beibehaltung des Mädchennamens. Viele meinten, wir seien ja sehr brav und altmodisch. Uns störte das nicht.

Besonders meinem Vater bin ich sehr dankbar dafür, dass er stets zu trennen vermochte, was für einen Porsche aus Tradition heraus standesgemäß war und was emotional-menschlich überhaupt nicht mehr zu diesen alten Regeln passte. Mein Vater hätte mich nie zu einer Heirat gezwungen, meine Mutter übrigens auch nicht, wobei ich mich auch nie hätte zwingen lassen. Der Vorschlag, nach Monaco zu ziehen, war nur ein Vorschlag gewesen. Allein bei einer einzigen Sache hatte er sich durchgesetzt – mit der Forderung, mein Abitur zu machen. Nie erwartete er von mir mit aller väterlichen Autorität, dass ich in den technischen Bereich ging oder mich auf dem wirtschaftlichen Sektor betätigte. Dafür liebte er mich als Sohn viel zu sehr. Und im Hinblick auf eine zukünftige Frau hatte er nur liebevoll gemeint: »Du brauchst eine, die stark ist und hinter dir steht. Eine Frau, die einen gewissen Anstand hat, die sich zu benehmen weiß und die dich liebt. Die mit dir durch dick und dünn geht. Wenn du diese Frau findest, dann sind alle anderen Dinge unwichtig.«

Für mich war es selbstverständlich, dass Aglaia gewisse Ansprüche auf mein Vermögen haben sollte. Jedenfalls war ich dieser Meinung. Innerhalb des Porsche-Piëch-Clans gibt es jedoch entsprechende Familienvereinbarungen, sogenannte Familienverträge, die einen dazu verpflichteten, bei einer Vermählung einen Ehevertrag zu unterzeichnen, ähnlich den Regeln anderer Großfamilien.

Angesichts solch einer Ausgangssituation eine Beziehung einzugehen ist nicht leicht. Von Anfang an wird ein Worst-Case-Szenario mitgedacht: Es kann auseinandergehen. Alles ist auf das Negative ausgerichtet. Für eine junge Frau wie Aglaia – wir heirateten, als sie achtzehn wurde – war das nicht unbedingt der netteste und höflichste Einstieg in die Porsche-Familie. Aber sie hat es verstanden, sie ist eine starke Frau, und so gelang es uns, unsere private und persönliche Beziehung emotional nicht mit den Clan-Vorgaben zu belasten. Unabhängig davon beschlich mich dennoch das Gefühl: Wie schaut das für sie aus? Denn es ging nicht allein um einen Ehevertrag, mit ihrer Unterschrift wurden auch gleich die Testamentsangelegenheiten geregelt, wer als Nachfolger eingeschrieben, wer bei meinem Tod alles übernehmen wird. Diese vertraglichen Dinge sind extrem aufwendig und begleiten eine Porsche-Ehe, wenigstens auf rechtlicher Ebene, lebenslang.

Doch auch die Feier selbst war für mich, den Urenkel von Ferdinand Porsche, mit einigen Komplikationen verbunden. Aglaia und ich überlegten lange: Wen laden wir aus dem großen Familienverband ein? Wir wollten niemandem zu nahe treten, niemanden ausschließen, aber wir brauchten mehr als drei Wochen, bis wir wussten, wen wir bei unserer Hochzeit wirklich dabeihaben wollten. Hätten wir alle eingeladen, alle aus den Porsche- und Piëch-Clans und den Familien Aglaias, wären wir auf rund 600 Personen gekommen – doch dann wäre es kein Fest gewesen, wie wir es uns vorstellten. Wir wollten keine Massenveranstaltung, sondern eine Feier, die uns die Möglichkeit gab, die einzelnen Gäste jeweils noch wahrzunehmen.

Am Ende entschieden wir uns für folgende Lösung: Bei der standesamtlichen Trauung waren nur 14 Personen dabei, bei der kirchlichen Trauung 120 Personen. Die Gästeliste auf diese Anzahl zu reduzieren war harte Arbeit gewesen. Das ging nur mit einem klaren Entschluss, der darin bestand, dass ich die Piëch-Seite nicht einlud, sondern nur die Porsche-Seite. Das taten wir keineswegs, um die Piëchs auszuschließen. Doch um den von uns gesetzten Rahmen nicht zu sprengen, für jeden Gast wenigstens ein, zwei Sätze Zeit zu haben, ging es nicht anders.

Ich zeigte meinem Vater – denn auf seiner Liegenschaft in Salzburg wollten wir ein Festzelt aufstellen – die Namensliste. Er meinte nur: »Ich verstehe euren Wunsch, nicht die gesamten Familien und ihre Angehörigen einzuladen, aber schwierig ist es schon.« Dennoch ließen wir uns nicht erweichen und erhielten – zumindest bis zu uns vordringend – auch im Nachhinein keine negativen Rückmeldungen. Was wohl auch daran lag, dass ich denjenigen, die ich »ausgeladen« hatte, in Briefen erklärte, warum Aglaia und ich das getan hatten.

Immerhin war aber durch mein Vorgehen und die durchweg verständnisvollen Reaktionen darauf eines deutlich geworden: Das, was in der Familie stets eine große Rolle gespielt hatte, nämlich Traditionen streng zu befolgen, hatte an Bedeutung verloren. Man durfte sich von Formen lösen, ohne dabei ein ungutes Gefühl haben zu müssen. Lösen insofern, als wir ausdrücken durften, warum wir uns für kein allumfassendes Familienfest entschieden hatten, sondern nur für eine »kleine« Feier. Gerade meine Cousinen und Cousins schienen fast erleichtert zu sein und meinten: »Wenn alle, die dazugehören, zu jeder Hochzeit, Taufe oder Kommunion kommen würden, wäre es nicht mehr zu schaffen. Manche Dinge würden sich sogar überschneiden.«

Relativ bald nach der kirchlichen Trauung kündigte sich unser erstes Kind, unsere Tochter Aurelia, an. In unserem Haus in Hallein, in unseren eigenen vier Wänden, wurde sie mithilfe einer Hebamme als Hausgeburt kurz nach dem tragischen und fraglichen Ereignis der Twin Towers zur Welt gebracht. Auch unser zweites Kind, Tamino, wurde in diesem ersten gemeinsamen Kleinfamilien-Zuhause geboren, weshalb ich zu diesem Haus eine besondere Beziehung habe, mit vielen Erinnerungen. Zurzeit ist es vermietet, wir selbst leben seit einigen Jahren in Salzburg auf dem Hausberg, dem Gaisberg.

Heute sind Aglaia und ich seit über zwölf Jahren verheiratet und haben zusammen vier Kinder. Wir sind nicht das stets friedliche, nie streitende, immer einmütige Paar.

Ganz und gar nicht. Wir sind uns in vielen Bereichen ähnlich, aber in genauso vielen sehr weit voneinander entfernt. Aber immer im Bestreben, zueinanderzufinden.

Rückblickend kann ich nur sagen: Hätte ich meine Frau nicht an meiner Seite gehabt, dann hätte ich viele Dinge in meinem bisherigen Leben nicht leisten können. Vieles hätte ich nicht durchgehalten, sondern es schon früher aufgegeben. Aglaia hatte ebenfalls die Salzburger Rudolf-Steiner-Schule besucht, die Anthroposophie war ihr somit, und auch durch ihre Eltern, nicht fremd. Sie hatte einen Zugang zu diesem Denken, das war nicht unwichtig für ein gemeinsames Verständnis von Welt, Religion und Geistigem. Auch aus diesem Grund ist meine kleine Familie die Stütze in meinem Leben.

Konfrontation
mit Krankheit und Tod

Nach den zwei Jahren in Dornach hatten sich die Wehrdienstgesetze nicht geändert, dennoch musste ich, zurück in Salzburg, nicht zum Heer. Einige ähnlich Betroffene waren vor Gericht gegangen und hatten bewirkt, dass damalige Auslandsösterreicher nun doch ihren ursprünglich angestrebten Zivildienst absolvieren konnten. Ich rutschte mit ihnen mit, und so war ich vierzehn Monate beim Roten Kreuz in Salzburg tätig, erst als Fahrer bei Transporten von Rollstuhlpatienten und Bettlägerigen, etwa für einen Kathederwechsel, später auch als Sanitäter und Fahrer beim Rettungstransport.

Einiges, was ich dort erlebte, war nicht leicht zu verkraften. Ein Mann hatte sich erhängt, ein anderer war aus dem Fenster seiner Wohnung im vierten Stock gesprungen. Verbrannte und völlig eingequetschte Autofahrer gab es auch immer wieder. Alkoholvergiftungen waren die Regel. Bei jedem Einsatz als Sanitäter hoffte ich, mit keinem Menschen konfrontiert zu werden, den ich näher kannte und der um sein Leben bangen musste. Das war meine größte Sorge. Und als Fahrer war es schon manchmal eine enorme Herausforderung, so schnell wie möglich an den anderen Autos vorbeizurasen und trotzdem niemanden zu gefährden, bei Staus, bei Hitze, bei Regen. Es war wirklich eine Kunst, zügig voranzukommen, um einem Menschen an einem Ort, der einige Kilometer entfernt lag, zu helfen. Gerade wenn man wusste, dass er am Ersticken war oder schwere Schmerzen hatte.

Eine Notfallsituation ist mir besonders im Gedächtnis geblieben. Wir hatten die Information erhalten, ein Lastwagen hätte mit dem Zwillingsreifen seiner Hinterachse ein Kind überfahren. Als wir zur Unfallstelle kamen, stellte sich heraus, dass der Lkw-Fahrer kein Kind erwischt hatte, sondern eine Rentnerin. Das war tragisch genug. Selbst die anwesenden Polizisten waren nicht in der Lage, sich den Unfallort genau anzusehen. Der Lastwagen war quer über den Körper gefahren, der Bauch war aufgeplatzt, und die Gedärme hingen heraus. Der Notarzt versuchte alles, was in so einem Moment möglich ist, aber als wir das Krankenhaus erreichten und die Frau im Schockraum auf den OP-Tisch kam, konnte nur noch ihr Tod festgestellt werden. Das war ein schwieriger Moment, denn jeder fragte sich, ob er auch tatsächlich das Bestmögliche geleistet hatte. Erst nach vielen Tagen akzeptierte ich, dass man nicht mehr von sich verlangen kann als das menschlich Machbare.

Diese Einstellung half mir jedenfalls, angesichts der vielen tragischen und grausamen Vorfälle während meiner Zeit beim Roten Kreuz niemals Albträume zu bekommen, mir auch keine Vorwürfe zu machen. Wenn ich heute auf der Straße oder auf einer Autobahn einen Unfall sehe, halte ich mit dem guten Gefühl an, in der einen oder anderen Weise helfen zu können.

Die vierzehn Monate vergingen wie im Flug. Und das viele Leid, das ich kennenlernte, führte dazu, große Dankbarkeit zu empfinden. Dankbarkeit dafür, dass es mir so gut ging. Es ließ in mir aber auch den Wunsch wachsen, anderen Menschen helfen zu wollen: Wenn es mir besser geht als jemand anderem und die Möglichkeit existiert, dass es ihm besser gehen könnte, wollte ich in Zukunft nicht einfach dastehen und zuschauen. Ähnlich empfand auch Aglaia, die später in Stuttgart eine Ausbildung als Erzieherin absolvierte, als sie bereits mit unserer Tochter Aurelia schwanger war.

Erzieher oder Lehrer wollte ich jedoch nicht werden, das hatte ich ja schon früher für mich entschieden. Also überlegte ich, Psychologie zu studieren. Ein solches Fach, das das Erleben und Verhalten von Menschen erklärt, schien mir für meine Bedürfnisse genau das Richtige zu sein. Ich bewarb mich also um einen entsprechenden Platz an der Universität Salzburg – und bekam ihn auch. Aber das Studium enttäuschte mich. Viel zu viel Theorie und Wissenschaft und viel zu wenig Praxis. Zudem widersprach das Gedankengebäude, das dort vermittelt wurde, meinen anthroposophischen Ansichten. Daher suchte ich nach einer Alternative und fand sie auch. Bei meinen Recherchen war ich durch meine Mutter auf ein anthroposophisches Musiktherapiestudium in Berlin gestoßen. Es hatte den Vorteil, dass man nicht täglich in der Musiktherapeutischen Arbeitsstätte in Berlin erscheinen musste, sondern die Ausbildung auf eine Woche im Monat konzentriert erfolgte. Das erschien machbar, denn inzwischen war Aurelia auf der Welt, und ich hätte auf keinen Fall Frau und Kind längere Zeit alleinlassen wollen.

Eine Pädagogikausbildung in der Schweiz, eine als Musiktherapeut in Deutschland – diese Vorstellung gefiel mir. Vor allem brachte mich das Studium in Berlin persönlich weiter, zeigte mir, wo ich als Mensch stand. Ganz klar gab es dort wieder den mir wichtig gewordenen Zugang zur

Anthroposophie, aber zugleich erfüllte ich mir meinen Kindheitstraum, tatsächlich in Ruhe Musik machen zu können, zudem noch erweitert um eine therapeutische Dimension: Musik als heilende Kraft.

In meiner zweiten Ausbildung lernte ich verschiedene Tonskalen kennen, unterschiedlichste Musikinstrumente, Krankheitsbilder und Therapieformen. Manchmal setzten wir uns im Rahmen unserer Phänomenstudien eine Woche lang nur mit einem einzigen Ton oder mit einem Dreiklang auseinander, um zu erfassen, wie er wirkt, auf allen Ebenen. In der therapeutischen Ausrichtung ging es darum, individuell auf einen Patienten einzugehen. Die betreffende Person sollte wenn möglich selbst ein Musikstück vorschlagen, zum Beispiel ein Volkslied, das sie seit ihrer Kindheit begleitet, oder ein Klavierstück von Mozart, das an eine erste Liebe erinnert. Wichtig war, dabei Folgendes zu beachten: Man geht bei dieser Musiktherapie von den vier Instrumentengruppen aus, dem Schlagen, Zupfen, Streichen und Blasen, wobei diese den vier menschlichen Temperamenten zugeordnet werden können. Das Schlagen dem Choleriker, das Zupfen dem Sanguiniker, das Streichen dem Phlegmatiker und das Blasen dem Melancholiker.

Das gilt jedoch nicht als fixes Schema, sondern eher als Anhaltspunkt. Und der wurde auch gleich wieder vergessen, sobald man in Kontakt mit dem Patienten kam. Gesundheit, so wurde uns gelehrt, sei kein starrer Prozess, er tendiert wie bei der Dreigliederung in der Musik (Melodie, Harmonie, Rhythmus) mal ins Auflösende (entzündliche = Melodie), mal ins Gesunde (hin- und herschwingende = Harmonie), dann aber auch wieder ins Verhärtende (sklerotisierende = Rhythmus). Innerhalb dieser Strukturen bewegt sich der Mensch. Schlägt er einmal in die eine oder andere Richtung zu stark aus und bleibt in dieser Linie, kommt es zu sklerotischen beziehungsweise entzündlichen Erkrankungen. Ähnliche Zuordnungen kann man dann auch bei psychischen oder chronischen Erkrankungen vornehmen.

Ein konkretes Beispiel: Blasinstrumente werden ja dem Melancholiker zugeschrieben. Doch Blasinstrument ist nicht gleich Blasinstrument: Es existieren die unterschiedlichsten. Die einen brauchen wenig Luft und viel Druck, wie etwa die Oboe oder eine Schalmei, andere viel Luft und wenig Druck, wie Alphorn und Orgelpfeife. Wenig Luft und wenig Druck – hierzu zählen Kupfer- und Obertonflöte. Viel Luft und viel Druck, zu dieser Gruppe könnte man eine Basstrompete oder eine Tuba zählen. Bei einem Bettnässer würde man nun eine Musik mit Instrumenten spielen, die viel Druck und wenig Luft brauchen, denn um dem Problem des Bettnässens zu entkommen, müsste derjenige es schaffen, viel Druck aufzubauen und wenig abzugeben. Mit Bildern dieser Art, Bilder, die zum physischen Teil eines Instruments gehören, beschäftigten wir uns, eben mit diesen ganz eigenen Qualitäten. Viele andere Themen wurden noch behandelt, können hier aber verständlicherweise nicht erwähnt werden. Wichtig war auch, dass man in der anthroposophischen Musiktherapie ausschließlich aktuell und original gespielte Musik verwendet und keine Konserven (CDs, Platten, Kassetten, Computer ...).

Nach drei Jahren war die Ausbildung beendet, doch mir fehlte noch das praktische Anerkennungsjahr, auch jenes für meine Zeit am Lehrerseminar in Dornach. Um das zu absolvieren, suchte ich wieder eine passende Einrichtung. So kam ich schließlich zur Salzburger Paracelsus-Schule, einer Waldorfschule für seelenpflege-bedürftige Kinder und Jugendliche. Hier wurden Kinder mit emotionalen Defiziten unterrichtet, die sich in Krankheitssymptomen wie Legasthenie oder Hyperaktivität äußern. Eine Waldorfschule in dieser Form gibt es sonst nirgendwo in Österreich.

Dort wurde gerade ein Lehrer gesucht, das traf sich sehr gut. Ich konnte zusätzlich einen Teil des Musikunterrichts übernehmen, wurde aber auch als Musiktherapeut eingesetzt. Meine Mentorinnen im pädagogischen Bereich wurden Veronika und Sieglinde, Letztere hat vor einundzwanzig Jahren die Paracelsus-Schule gegründet, im musiktherapeutischen Bereich mentorierte mich Andrea, eine Musiktherapeutin aus München, die an der heilpädagogischen Friedel-Eder-Schule tätig war.

Ich identifizierte mich stark mit jener Schule, der man den Namen des Paracelsus gegeben hatte, weil dieser in der Schweiz geborene große Heilkundler aus dem 15. Jahrhundert auch eine Zeitlang in Salzburg gelebt und die Patienten nach einer bestimmten Methode der Wiederherstellung des inneren und äußeren Gleichgewichts behandelt hatte. Das kam meinem Denken sehr entgegen. Außerdem berührte mich der Unterricht auf unerwartete Weise, denn er erinnerte mich an die schönen Erlebnisse meiner früheren Schulzeit. Jeden Tag lernten wir Schüler der unteren Klassen einen Buchstaben, und zu jedem Buchstaben gab es ein Tafelbild, eine Geschichte. Das Q war eine Quelle, das T ein Turm und das B ein Bär. Bis heute habe ich diese Quelle in Erinnerung, über die unser damaliger Lehrer eine wundersame Geschichte erzählt hatte.

Und nun stand ich selbst vorn an der Tafel und brachte vier Jungen nach genau diesem Prinzip Buchstaben bei. Einer der Schüler hatte das Asperger-Syndrom, eine Art von Autismus, die mit Kommunikationsschwierigkeiten verbunden ist, ein anderer war aggressiv, der dritte litt an

Konzentrationsschwäche, der vierte in der Klasse hatte bereits eine längere Schulkarriere hinter sich, genauer gesagt war es seine vierte Station. In einem heiklen Moment musste ich den aggressiven Schüler auf den Boden werfen und mich auf ihn knien – ein nicht erlaubtes Vorgehen, aber es war die einzige Möglichkeit, die anderen drei Klassenkameraden vor den Aggressionen zu schützen und ihn selbst wieder zu sich zu bringen. Plötzlich war ich vor völlig neue Situationen gestellt, die ich aber als sehr herausfordernd und interessant empfand.

Schüler Nummer vier, der schon mehrmals aus einer Regelschule geflogen war, saß eines Tages am geöffneten Fenster – das Klassenzimmer lag im ersten Stock. Die drei anderen Schüler waren schon gegangen, ich war nur kurz weg gewesen, um neue Kreide für den nächsten Tag zu holen. Als ich den Raum betrat, rief er mir vom Fensterbrett aus zu: »Wenn du jetzt noch weiter reinkommst, springe ich aus dem Fenster.«

Wie sollte ich reagieren? Als Erstes fragte ich mich, was der Junge damit ausdrücken wollte, und kam zu dem Ergebnis, er will wissen: Hast du mich gern? Würdest du um mich kämpfen? Achtest und respektierst du mich? Auch meine Distanz, die ich gerade brauche? Hast du Vertrauen in mich, dass ich nicht springe? Es war wie in meiner eigenen Schulzeit, in der ich als Schüler auch immer ausgelotet hatte, ob der Lehrer zu mir stand. Und so blieb ich ungefähr eine Viertelstunde vor dem Klassenraum sitzen, auf einer Bank neben der Tür. Ich konnte den Jungen zwar hören, aber nicht sehen.

Wir unterhielten uns, und plötzlich fing der Schüler an zu weinen. In diesem Moment gestattete er mir, zu ihm zu kommen und ihn in den Arm zu nehmen. Der Bann war gebrochen, und wir konnten in den nächsten Monaten eine sehr freundschaftliche Beziehung aufbauen, die über die Zeit in der Schule hinausging, mit nachmittäglichen Besuchen, auch einem gemeinsamen Skifahren am Wochenende.

Letztlich war ich so angetan von meinen Erlebnissen mit den Kindern – und die anderen Lehrer wohl von meinem einen oder anderen Erfolg –, dass ich nach diesem einen Jahr nicht nur Obmann des Schulvereins wurde, sondern auch gefragt wurde, ob ich nicht eine Möglichkeit sähe, für die Paracelsus-Schule ein neues, bleibendes Zuhause zu finden. Seit ihrer Gründung war sie viermal umgezogen, und auch jetzt war die Sorge groß, wieder nicht bleiben zu können.

Lange brauchte ich nicht zu überlegen – ich nahm das Steuer in die Hand. Es war klar, dass es kein Mietobjekt mehr sein sollte. Stattdessen suchten wir nach einer passenden Liegenschaft, einer unbebauten Wiese, um sie zu kaufen und darauf ein Haus nach den Wünschen der Lehrer und der Mitarbeiter im Sinne der Schüler zu errichten. Christian Hitsch, der Onkel meiner Frau, entwarf ein Modell, das in Form und Farben im organischen Sinn den Notwendigkeiten und Anforderungen der Kinder entsprach: Es gab einen Trakt mit den Klassenräumen, einen Therapiebereich, einen Festsaal, einen Speiseraum sowie eine Schulküche, nicht zuletzt eine Werkstatt, in der man handwerklich arbeiten konnte. Insgesamt hatte Christian Hitsch vier Gebäude auf eine zwanzig mal zwanzig Zentimeter große Plattform aus Gips gesetzt. Dieses Modell wurde dann bei den Verhandlungen mit Gemeinden und Behörden vorgeführt.

Auch wenn ich im Vorfeld gesagt hatte, ich wolle nichts für mich privat kaufen, sondern es gehe um eine Schule für Kinder, machte ich mehrfach die Erfahrung, dass der Preis bei Nennung des Namens Porsche verdoppelt wurde. Erfuhr ich davon, zog ich mich von dem entsprechenden Makler beziehungsweise Verkäufer sofort zurück.

Eine Maklerin meinte schließlich, sie hätte da ein Grundstück auf ihrer Homepage. Anders als erwartet, sahen wir darauf aber auch noch etwas anderes – den »Schützenwirt«. Den kannte ich noch aus Kindertagen, hatte dort anlässlich einer Hochzeit einmal auf meiner Querflöte gespielt. Und da ich die Landschaft dieser Gegend sehr mag, war ich sofort von dem Gelände begeistert. Als ich den anderen Lehrern davon erzählte, sagten sie unisono: »Also, wenn diese Liegenschaft wirklich zu haben ist, wollen wir dorthin. Es liegt ja nur zirka zehn Kilometer außerhalb von Salzburg, ein Schulbus kann die Kinder sicher bequem bringen und auch wieder abholen.«

Daraufhin überlegten wir, wie sich die Räumlichkeiten der ehemaligen Ausflugsgaststätte so würden umbauen lassen, dass Teile des Entwurfs von Christian Hitsch übernommen werden konnten. Doch als bekannt wurde, dass wir das Grundstück erwerben wollten, erfuhren wir, es sei ein großes Anliegen der Gemeinde und der Bevölkerung, den »Schützenwirt« als Gastronomie zu erhalten. Und als man mit dieser Bitte an mich herantrat, lautete meine Antwort: »Ich bin zwar kein Gastronom, aber wir können es versuchen. Doch dann brauchen wir die Erlaubnis, Teile unseres Modells in entsprechender Art und Weise direkt neben dem Gasthaus zu realisieren. Gibt es denn für dieses Gelände eine Baugenehmigung?« Nur wenn diese vorhanden war, konnten wir unser Projekt derart realisieren.

Man wusste zwar, dass einmal eine existiert hatte, aber die sei längst abgelaufen. Doch auf wunderbare Weise fand sich im Keller des alten Bestandshauses eine Lüftungsleitung, die erst vor wenigen Jahren installiert worden war.

Damals hatte man das in der Absicht getan, neben der Wirtschaft einen Hotelkomplex zu errichten. Nun rang man sich durch, diesen Lüftungsstrang als ersten Schritt einer Bauerweiterung anzuerkennen – obwohl es sich um kaum mehr als das T-Stück einer solchen Leitung handelte. Aber durch dieses Meterstück Rohr war letztlich die Baugenehmigung nicht erloschen. Dank dieser Spitzfindigkeit war es möglich, den Gebäudekomplex komplikationsfrei zu erweitern.

Die Sache kam ins Laufen, und der erste Spatenstich geschah am 15. März 2005, in Anwesenheit des örtlichen Pfarrers und des Bürgermeisters, sowie der Vizebürgermeisterin und des Baumeisters und Ingenieurs Markus Voglreiter. Die Landschaft war mit Schnee bedeckt, und ich sehe noch immer die Schubraupe vor mir, wie sie die »weiße Decke« von der Baufläche wegschob. Danach fing der Aushub an, und es war überhaupt einiges gefordert, denn das Grundstück befindet sich halb im Sumpf und halb am Fels. Ein Gebäude auf Sumpf zu bauen ist schwierig, aber machbar. Eines auf Felsen zu errichten, ist auch eine Möglichkeit. Doch einen Gebäudekomplex auf Sumpf und Felsen entstehen zu lassen, bedeutete eine etwas größere Herausforderung. Am Ende blieb uns nichts anderes übrig, als alles auf eine Pfahlgründung zu stellen. Dazu benutzten wir Lärchenholz, das im Sumpf nicht verrottet.

Täglich war ich ab sieben, acht Uhr morgens auf der Baustelle und fühlte mich in dieser Phase an meine Kindheit erinnert, an die vielen Handwerker, denen ich bei ihren Tätigkeiten an und in unserer Mühle (meinem ersten Salzburger Zuhause) zugeschaut hatte. Nun beobachtete ich nicht nur ihr Tun, sondern war aktiv daran beteiligt und erkundigte mich, ob es Fragen oder Unklarheiten gab. Eine organische Bauweise erforderte ein Umdenken bei der Auslegung von Winkeln, bei der Setzung von Fliesen, ob diagonal oder im rechten Winkel, parallel zu den Wänden; bei der Anbringung von Türen und Türbeschlägen. Nichts erfolgte nach Schema F. In Summe arbeiteten über 900 Handwerker auf der Baustelle – nicht jeden Tag. Aber 150 täglich war keine Seltenheit. Da wir keine Detailpläne für alle Wenns und Abers erstellt hatten, war es notwendig, vor Ort zu sein. Abends saßen Christian Hitsch und ich mit meinem Baumeister Markus Voglreiter zusammen und besprachen das eine oder andere Problem, das sich während des Tages ergeben hatte, und oft wurden dann bis in den frühen Morgen hinein »Austauschpläne« gezeichnet. Dieses Vorgehen war möglich, weil die Bauphase nicht länger als ein halbes Jahr dauerte. Eigentlich ging alles relativ schnell. Im Nachhinein kann man sagen, dass es Wahnsinn war. Wir arbeiteten wie in Trance, mit äußerst wohlwollenden Mitarbeitern.

Alles klappte bestens, und bis heute gab es keine großen Kosten für Umbauarbeiten. Gravierende Fehler hatten wir nicht gemacht. Am 12. September 2005 konnten wir mit der Paracelsus-Schule in das neue Zuhause einziehen, fast rechtzeitig zum Schulbeginn nach den Sommerferien.

Im Dezember gaben wir zur Eröffnung der Gastronomie im »Schützenwirt« ein Fest für die Bevölkerung, mit Würstchen und Gulaschsuppe. Zu diesem Anlass bekam ich von der Gemeinde den heiligen Jakobus überreicht, geschnitzt als Holzfigur. Der heilige Jakobus bedeutet für St. Jakob nicht zuletzt etwas Besonderes, weil St. Jakob auch ein Ort am Jakobsweg ist. Für mich bedeutet die geschnitzte Holzfigur, überreicht von Bürgermeister Helmut Klose der Gemeinde Puch, auch eine persönliche Geste der Wertschätzung und gegenseitigen Achtung. In diesem Sinne hat die

Figur einen Ehrenplatz im Foyer des Kulturzentrums St. Jakob gefunden, also im Zwischenbereich zwischen Schule, Jakobisaal und dem Bio-Gasthaus »Schützenwirt«.

Für dieses Geschenk, das nicht ganz billig war, hatte die Gemeinde rund 3 500 Euro ausgegeben. In einem Leserbrief stand, ob denn die Gemeinde über ihr Tun nachgedacht hätte. Einem Herrn Porsche müsse man doch nicht etwas so Teures schenken. Solche gibt es eben auch.

Konkurrenz für einen Papagei

Immer häufiger musste ich in diesen Zeiten an meine Kindheit denken, auch an die Ehe meiner Eltern, an die Schwierigkeiten, mit denen wohl vor allem meine Mutter, der ich mich besonders verbunden fühlte, kämpfen musste, nachdem Hans Peter Porsche, mein Vater, sie zum Traualtar geführt hatte. Er hatte ihr von Anfang an gefallen, das hatte sie mir einmal erzählt. Er war fesch, groß, schlank und für die damalige Zeit jugendlich adrett gekleidet – aber letztlich war er für sie doch unerreichbar. Gut, damit musste sie sich abfinden. Was sie jedoch nicht daran hinderte, ihn immer wieder eingehend zu betrachten, wenn er im Salzburger Porsche-Unternehmen erschien. Er trug eben diesen berühmten Namen und war, da er bei seiner Tante im obersten Stock der Firma Porsche in Salzburg wohnte, öfter in dem Betrieb zu sehen. Meine Mutter war sich sicher: Nie würde er eine Angestellte wie sie zur Frau nehmen.

Kuni Ernst, also meine Mutter, arbeitete unter Louise Piëch, der Tochter von Ferdinand Porsche. 1927 hatte Louise den Wiener Rechtsanwalt Anton Piëch geheiratet, eines der Gründungsmitglieder des Konstruktionsbüros von Ferdinand Porsche. Mit der Eheschließung hatte sie ihren Mädchennamen abgelegt, ihre Arbeit für das Familienunternehmen jedoch beibehalten. Meine Mutter engagierte sich für Kommerzialrätin Louise Piëch, meine Großtante, und wurde von ihr ge- und befördert – erst im Einkauf, dann in der Neuwagenauslieferung und später als Zoll-Abteilungsleiterin für ganz Österreich. Anfang der sechziger Jahre, als Kuni Ernst für die Firma Porsche tätig war, achtete man noch sehr auf Leistung und Können, das konnte sie täglich im Betrieb erleben, nicht zuletzt durch die Kundschaft, die sich einen »Neunelfer« oder einen »Carrera« leisten konnte – Luxuswagen eben.

Hans Peter Porsche, der ein abgeschlossenes Ingenieurstudium besaß, war aber noch aus einem anderen Grund unerreichbar: Er hatte eine Freundin, und es hieß schon, dass sie die zukünftige Frau Porsche werden würde. Es gab also nicht die geringste Chance, sich jenem Mann zu nähern, der sich in ihr Herz geschlichen hatte. Doch wie es das Schicksal manchmal will: Die Beziehung zwischen Hans Peter Porsche und der Freundin hatte doch keinen Bestand. Bei einem Turnerball in Hallein, zu dem er – entgegen vorheriger Absichten – allein ging, kam es dann zu dem, wovon Kuni höchstens geträumt hatte: Die beiden tanzten miteinander.

Ich vermute, dass meine Mutter Kuni sich nicht nur mit verklärtem Blick, sondern ebenso mit einer gewissen Skepsis mit dem Enkel des berühmten Autokonstrukteurs und Gründers der Firma Porsche im Kreise gedreht haben wird. Ein, zwei Jahre lang hatte sie ihn schon beobachtet, wie er in der Salzburger Dependance erschien, wie er mit Mitarbeitern umging und seine Entscheidungen traf. Und sie fasste innerlich den Entschluss, dass dieser noch nicht dreißigjährige Mann, so attraktiv sie ihn auch fand, für sie nicht in Frage kam. Der gesellschaftliche Unterschied war einfach zu groß. Nie würde er sie als eine »von ihnen« ansehen. Selbst wenn ihm das gelang, war sie davon überzeugt, dass es der Familie kaum passen würde. So zuvorkommend die Kommerzialrätin ihr gegenüber auch war, basierte diese Freundlichkeit doch auf einer Struktur, die mit gerechter Arbeitgeberin und fleißiger Arbeitnehmerin zu tun hatte. Nichts weiter.

Anscheinend muss mein Vater jedoch eine gewisse Hartnäckigkeit an den Tag gelegt und es verstanden haben, die Zweifel meiner Mutter auszuräumen, denn sie fanden dann doch recht schnell zueinander.

Kaum war klar, dass sie ein Paar waren, ging er relativ zügig ans Werk. Unabhängig von möglichen Einwänden seitens seiner Familie verkündete er die Verlobung, darauf folgte in kurzem Abstand 1964 die Hochzeit. Sie verbrachten einige schöne Jahre mit Skifahren, Segeln, Eislaufen, Fischen, Golfen ... bis *ich* mich ankündigte. Äußerlich stimmte meine Mutter seinem Vorgehen zu, aber der Gedanke, sich mit einem Mann eingelassen zu haben, der im Grunde eine Unmöglichkeit für sie bedeutete, wird sie nicht verlassen haben.

Nicht von der Hand zu weisen war, dass mein Vater und meine Mutter tatsächlich in zwei verschiedenen Welten lebten. Vom Verstand her betrachtet, hätte man auch zu keinem anderen Ergebnis kommen können. Aber zum Glück gibt es Momente, in denen der Verstand ausgeschaltet ist. Und weil Kuni Ernst, später Kuni Porsche, in dieser neuen und für sie überraschenden Situation hauptsächlich von Gefühlen bestimmt wurde, verdrängte sie aufkommende Überlegungen, ob das denn auch wirklich gutgehen könnte. Sie war jung, hatte ganz allein den Job bei Porsche gefunden, da würde sie auch alles andere alleine bewältigen können. Dass es in weiterer Folge dennoch äußerst kompliziert werden würde, dass diese Verbindung Schwierigkeiten aufwerfen könnte, wollte und sollte ihr nicht in den Sinn kommen. Erst als sie verheiratet waren, musste sie feststellen, dass sie nicht unbedingt die Frau war, die man an der Seite eines Herrn Porsche erwartete. Sie war nicht standesgemäß. Und das ließ man sie auch spüren. In ihrer anfänglichen Verliebtheit hatte sie das übersehen.

Meine Mutter nahm wahr, dass sie in den Augen der anderen Piëch- und Porsche-Familienmitglieder die Tochter eines Bürgerlichen war, ein Dorfmädchen, das es geschafft hatte, Zoll-Abteilungsleiterin in einem Weltunternehmen zu werden. Sie versuchte sich anzupassen, versuchte eine Frau Porsche zu werden, wie es von ihr erwartet wurde. Manchmal gelang es ihr brillant, manchmal spürte sie zutiefst, dass sie eine Außenseiterin war und es immer bleiben würde. Für sie war es nicht einfach, ständig von allen Seiten begutachtet zu werden, ob sie sich auch ja nicht daneben benahm. Unweigerlich führte das zu Spannungen innerhalb der jungen Ehe. Sie konnte der Welt, in die sie hineingeheiratet hatte, nicht gerecht werden. Zumindest erst mit den Jahren.

Das zeigte sich etwa daran, dass bei den verschiedenen Veranstaltungen, zu denen sich die Piëchs und Porsches trafen, die Frauen aus dem Clan morgens, mittags und abends jeweils ein anderes Kleid trugen. Es war üblich, sich als Frau in entsprechender Position zumindest zweimal jährlich in Paris einzukleiden. Meine Mutter durfte sich nur selten etwas Neues kaufen, und so fühlte sie sich auch in diesen Kreisen nicht wohl in ihrer Haut. Im wahrsten Sinn des Wortes musste sie auf diesem Parkett ihre Frau stehen. Was nicht einfach war, denn mein Vater war im Gegensatz zu seinen drei Brüdern und den anderen Familienerben – den Kindern des fünf Jahre jüngeren Bruders von Tante Louise, Ferdinand »Ferry« Porsche oder den vier Kindern von Louise Piëch – sehr sparsam veranlagt. Er kaufte meiner Mutter gern etwas, aber nicht in der Hülle und Fülle, wie es der Rest der Familie tat. Im Kern seines Wesens ist er ein Mensch, der mit Wenigem auskommen kann – und damit in meiner Mutter die Sehnsucht auslöste, ihm nahe zu sein. Oder nahe sein zu können. In anderen Bereichen schaute mein Vater nicht so sehr aufs Geld, aber gerade in diesem, in dem meine Mutter mehr Glamour gebraucht hätte, zeigte er sich wenig großzügig. Wenn sie sich ein neues Kleid wünschte, andere Schuhe und mehr Abwechslung beim Schmuck, meinte er: »Das ist doch nicht notwendig. Warum brauchst du fünf Garderoben, wenn es drei doch auch tun?« Er bremste sie nicht aus Bosheit, aber ihm fehlte das Verständnis dafür, dass seine Frau darunter leiden könnte, wegen ihres aus Sicht der anderen weiblichen Familienmitglieder begrenzten Kleiderschranks eine Stufe auf der sozialen Rangleiter des Clans niedriger gestellt zu werden.

Meinem Vater wurde seine partielle Sparsamkeit, seine finanzielle Zurückhaltung in diesen Dingen wiederum fast nie negativ ausgelegt. Er hätte anziehen können, was er wollte, keiner hätte sich darum geschert – er stammte ja aus der Familie Porsche. Er musste sich nicht unter Beweis stellen. Wobei er damals wohl nicht exzentrisch genug war, das auszuprobieren und es darauf ankommen zu lassen. Eher nahm er sich zurück. Aber was man bei ihm nicht einforderte, drängte man meiner Mutter umso mehr auf.

Mit der Zeit wuchs sie jedoch in ihre Rolle hinein. Sie stand hinter meinem Vater, war bei offiziellen Terminen an seiner Seite. Gleichzeitig entwickelte sie aber mehr und mehr eigene Vorstellungen von einem Leben, wie sie es führen wollte. Außerdem war sie sich mit ihrem Mann darüber einig, dass man den vorhandenen Reichtum nicht nach außen demonstrieren wollte, mit unendlich vielen Bediensteten, angefangen vom Chauffeur bis zum Raumausstatter. Viel wichtiger war ihnen, ein gemeinsames Zuhause zu haben, in dem sie sich wohlfühlten. Ein Zuhause, in dem es auch von Zeit zu Zeit eine Haushaltshilfe gab – insbesondere nach meiner Geburt –, ebenfalls einen Hausmeister, aber das war es dann. Sie sagte: »Die Leute können reden, wie sie wollen, ich gehe meinen Weg.«

Dieser Weg bestand darin, dass sie mit den Dingen, die ihr am Herzen lagen, authentisch umgehen wollte. Davon ließ sie sich nicht abhalten. So ließ sie es sich nie nehmen, sich eigenhändig um den Garten und um unsere Tiere zu kümmern. Genauso wenig gab sie das Ruder aus der Hand, wenn es um den Haushalt und später um mich ging. Während andere Kinder reicher Eltern von einem Fahrer in den Kindergarten gebracht wurden, verzichtete sie nie darauf, mich persönlich dort abzugeben. Sie spielte viel mit mir, gab mir mit Sicherheit mehr Zuwendung, als andere Nachkommen sie in unserer Familiendynastie erfahren durften. Später, als meine Eltern sich trennten, führte das aber auch dazu, dass sie sich übernahm.

Hans Ernst, der Vater meiner Mutter, hatte früher eine Metzgerei in dem kleinen Ort Oberalm, in der Nähe von Hallein. Meine Großmutter war Hausfrau und half in dem Geschäft aus. Daneben hatten die beiden eine kleine Landwirtschaft – eigentlich nur einen größeren Garten mit ein paar Ziegen und Hühnern. Als mein Großvater im Zweiten Weltkrieg Soldat war, ernährte sich die Familie von den selbstangebauten Feldfrüchten, und dank der Ziegen fehlte es ihnen weder an Fleisch noch an frischer Milch. Alles war sehr einfach, sehr naturverbunden.

Kuni war das jüngste Kind. Es gab noch die älteste Schwester Mathilde sowie den älteren Bruder Hans. Die Arbeit bei der Firma Porsche war für Kuni eine Loslösung aus dem dörflichen Familienumfeld gewesen. Da sie den unbedingten Willen hatte, weiterzukommen als ihre Eltern, schwamm sie mehr als ihre Geschwister gegen den Strom. Sie richtete ihr kleines Zimmer mit ganz anderen Möbeln ein als ihre Eltern. Exklusiver, moderner, mit einer gewissen Ästhetik. Dazu benötigte sie Geld, das sie sich selbst verdiente. Sie fühlte sich zwar wohl in der dörflichen Gemeinschaft, spielte Zither, Gitarre, Ziehharmonika und später auch Klavier, wollte sich damit jedoch nicht zufriedengeben.

Mit der Eheschließung siedelte sie mit meinem Vater zuerst nach Stuttgart um, dann nach Döffingen, wo meine Eltern ein eigenes Haus in erreichbarer Nähe und doch guter Distanz zum Familiensitz des Großvaters Ferry und der Großmutter Dorothea bezogen. Anfangs kümmerten sich meine Eltern um ein Haustier besonderer Art: Sie schafften sich einen Papagei an, den sie Unkas nannten und lange Zeit für ein Männchen hielten. Doch als ich geboren wurde, fing der Vogel an, Eier zu legen. Unkas war also ein Weibchen. Und Unkas war das Kind meiner Eltern – bis ich dem Papagei Konkurrenz machte, aber das erst nach einigen Jahren. Mit dem Vogel konnte man alles machen. Er ließ sich ohne Widerrede auf den Arm setzen, auf die Schulter, und wenn er auf die Stange des Badewannenvorhangs flog und dort Saltos machte, wollte er baden.

Dieses idyllische Leben änderte sich für ihn, als meine Mutter mit mir schwanger wurde. Da ich mich erst nach zehn Jahren anmeldete, war meine Geburt etwas Besonderes – und das bekam auch Unkas unweigerlich zu spüren. Zumal ich eine Frühgeburt war. Eine Frühgeburt mit sieben Monaten hat größere Überlebenschancen als eine mit acht Monaten, weil in dieser Phase die Lunge einen letzten Entwicklungsschritt macht. Ich war ein Achtmonatskind und kam genau in der Zeit auf die Welt, in der die Lunge Probleme bereitet. Einen Tag nach meiner Geburt erhielt ich durch meine schwache Lungentätigkeit zu wenig Sauerstoff und lief blau an. Die Ärzte versuchten alles Mögliche, um mein Leben zu retten. Dazu gehörte, dass ich sofort nach der Geburt in einen Brutkasten kam. Da man wegen der generellen Ansteckungsgefahr sehr vorsichtig sein musste, konnten mich meine Eltern wochenlang nur einmal täglich kurz durch eine Glasscheibe zu Gesicht bekommen. Körperkontakt gab es nicht. Gestillt werden konnte ich auch nicht. Für meine Mutter war das sehr schwierig. Meine frühesten Erinnerungen haben auch immer etwas mit Atmen und Schlucken zu tun.

Als ich zwanzig war, ließ ich mir meinen damaligen Arztbericht geben. Er enthielt seitenlange Warnungen, was alles in Zukunft zu erwarten sei und mit was meine Eltern wohl rechnen müssten. Wäre alles eingetreten, was man mir prognostiziert hatte, würde ich heute wahrscheinlich nicht mehr leben. Aber trotz des anfänglichen Sauerstoffmangels entwickelte sich alles zum Positiven. Jedenfalls für mich, nicht für Unkas, der war nahezu abgeschrieben. Gegen einen Sohn, den man sich so lange gewünscht hatte – es hätte auch eine Tochter sein können, darauf waren meine Eltern nicht festgelegt, hatten nicht das Gefühl, unbedingt einen Stammhalter vorweisen zu müssen –, kam das buntgefiederte Haustier nicht an. Da ich für meine Mutter ihr Ein und Alles war, muss jedoch auch mein Vater das Gefühl gehabt haben, nicht mehr ganz so wichtig zu sein. Und sicher war seinerseits das Verständnis, das er für seine Frau hatte, auch nicht immer das größte – besonders dann, wenn er die Empfindung hatte, als Ehemann weniger wert zu sein als das Kind. Das musste zu Komplikationen führen.

Natürlich liebte mein Vater meine Mutter. Er brachte sie ins Krankenhaus Lenzhalde, ganz in der Nähe des Porsche-Familiensitzes, als meine Mutter einen vorzeitigen Blasensprung hatte. Den Ärzten gab er zu verstehen: »Sollte es Komplikationen geben und beide, Mutter und Kind, nicht überleben können, dann versuchen Sie lieber meine Frau zu retten.« Später erzählte er mir davon und erklärte, er habe sich damit nicht gegen mich entschieden, sondern es sei eine Reaktion im Affekt gewesen. Meine Mutter hätte schon zwei Fehlgeburten erlitten, da sei ihm deutlich geworden, dass er sie nicht verlieren wollte. Sie war damals sechsunddreißig, und Anfang der Siebziger bedeutete das für eine Erstgebärende immer ein Risiko.

Wir überlebten beide. Nach einigen Wochen konnte ich aus der Klinik entlassen werden. Endlich war es meinen Eltern möglich, mich auf dem Arm zu halten und mich mit nach Hause zu nehmen.

Das Haus, in dem meine Eltern lebten, war ein für damalige Verhältnisse moderner Beton- und Ziegelbau mit viel Glas, harten Böden und einem Flachdach, mit Garten, Schwimmbad und eben Unkas. Anfangs saß der Papagei auf dem Griff des Kinderwagens und passte auf mich auf. Er merkte schnell, dass die Zuneigung meiner Eltern nicht mehr ihm allein galt, sondern sich auf dieses neue Lebewesen konzentrierte. In der ersten Zeit schien er das zu akzeptieren – und wehe, jemand Fremdes näherte sich dem Kinderwagen. Unkas machte sich groß, stellte die Federn auf und nahm die Pickhaltung ein. Irgendwann war aber nicht mehr ganz klar, ob er so reagierte, weil er mich beschützen wollte oder weil er doch eifersüchtig war.

Danach durfte Unkas nur noch in Anwesenheit eines Erwachsenen in meiner Nähe sein, und da begann die Papageiendame, Eier zu legen, weil sie nun selbst Nachwuchs haben wollte. Doch ohne männliche Befruchtung konnte sie ihr Gelege nicht zum Schlüpfen bringen, wurde darüber todtraurig und hörte auf zu fressen. Schließlich starb Unkas dann.

In Döffingen verbrachte ich meine ersten beiden Lebensjahre. Alles verlief ohne weitere Komplikationen, bis auf eine kleine Begleiterscheinung. Meine Eltern wollten mich auf den Namen Daniel taufen lassen, doch der älteste Sohn meines Großvaters Ferry, Ferdinand Alexander, schaffte sich einen Hund an. Weil es um das Grundstück unseres Hauses und das meines Onkels, welche nebeneinanderlagen, noch keinen Zaun gab, sollte der Vierbeiner, eine Dogge, es bewachen. Ohne zu wissen, wie ich heißen sollte, nannte Onkel »Butzi« – so hieß Ferdinand Alexander bei uns allen – seinen zukünftigen Wachhund Daniel. Meine Eltern waren irritiert. Was, wenn sie zur Mittagszeit den Sohn riefen und nicht der, sondern ein hechelnder Hund vor der Tür stehen würde? Irgendwie musste eine Unterscheidung getroffen werden, denn es konnte nicht sein, dass sie auf den Namen, den sie mir geben wollten, nur wegen eines Hundes verzichten sollten. Also wurde bei mir ein zweites L an Daniel drangehängt, mit der Folge, dass die Betonung nun nicht mehr auf dem »a«, sondern auf dem »e« lag. Oft bekomme ich heute Briefe mit einem fälschlicherweise hinzugefügten zweiten »e« nach dem »ll« und einer Anrede, die mich schmunzeln lässt: »Sehr geehrte Frau Danielle Porsche ...« Auf Ämtern werde ich gefragt: »Schreibt man Ihren Vornamen wirklich mit einem doppelten L?« Meine Antwort: »Sie sehen doch, im Pass steht's auch, dann wird es wohl richtig sein.«

An Döffingen habe ich keine bewusste Erinnerung. Aber wenn ich versuche, an diese Vergangenheit zu denken, steigt in mir ein Gefühl auf, ein nicht wirklich erkennbares Bild. Ich bilde mir ein, dass diese Empfindung aus meiner ersten frühkindlichen Zeit stammt – verbunden mit der Wahrnehmung, dass sie sehr, sehr weit zurückliegt.

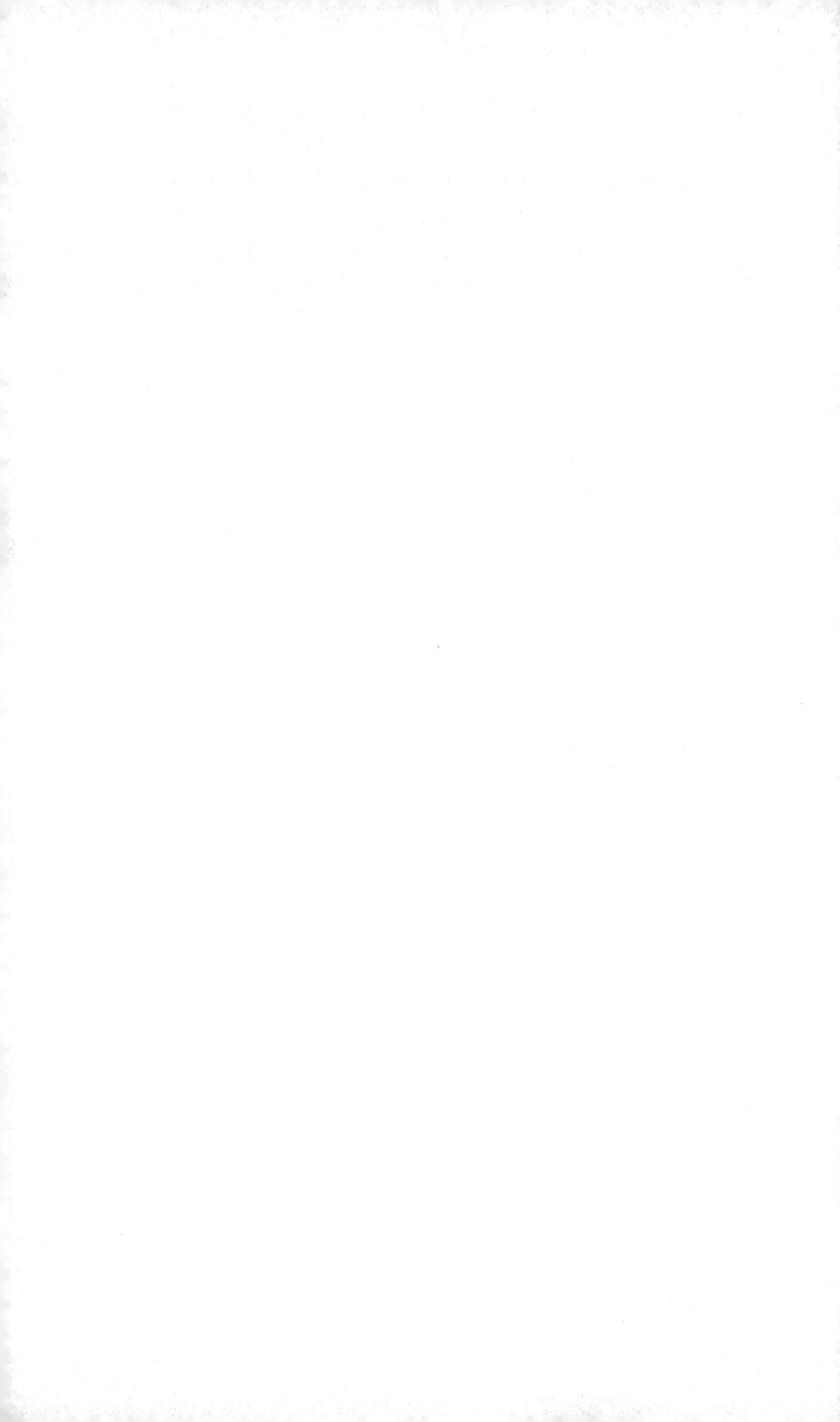

Expeditionen im Volt-Bereich

Nach Döffingen wurde die Bichel-Bäck-Mühle unser neues Zuhause. Weil mein Vater mit seinem ältesten Bruder Ferdinand Alexander in Salzburg beziehungsweise Zell am See ein Porsche-Design-Studio gegründet hatte, kam es zu diesem Umzug. Mein Onkel »Butzi«, 1935 in Stuttgart geboren, im Jahr der Hochzeit von Ferry und Dorothea Reitz und fünf Jahre früher als mein Vater, hatte an der Hochschule für Gestaltung in Ulm studiert. Er war Chefdesigner bei Porsche, hatte eine neue Karosserie für den F2-Porsche entwickelt sowie in den sechziger Jahren einen offenen Porsche mit Überrollbügel, den 911 Targa. Nun ging es den beiden Brüdern nicht um die Neugestaltung von Autos, sondern um dunkles Leder, dunkle Brillen und dunkle Jacken. Viel Schwarz, viel Silber, alles sehr männlich.

Von Friedrich Welz, dem Gründer der Galerie Welz im Zentrum von Salzburg, kaufte mein Vater die Mühle am Fuße des Gaisbergs, der immerhin 1287 Meter hoch ist und von dem sich der Siebenbrunnenbach hinunter in die Stadt Salzburg schlängelt. Auf den Gaisbergspitz führte schon damals eine Autostraße. Immer wieder hörte ich das

Beschleunigen von Motoren, auch der von Rennsportwagen. Ja, es gibt Rennen auf dieser Bergstraße, Oldtimerrennen, bei denen es um Gleichmäßigkeit dreier Fahrten und nicht unbedingt um maximale Geschwindigkeit geht. Mitglieder meiner Familie nehmen von Zeit zu Zeit daran teil, aber damals wusste ich davon noch nichts. Nur den Lärm der Motoren nahm ich wahr und war erstaunt über die Reichweite des Schalls.

Einst war die Mühle eine Wassermühle gewesen, nun wurde sie für unsere Zwecke komplett umgestaltet und entkernt, man beließ nur die Außenwände und den Dachstuhl. Letzterer wurde später dann auch noch erneuert. Auf dem Grundstück gab es neben der Mühle zwei weitere Gebäude, die Hafermühle, die zur Garage umgebaut wurde, aber auch Abstellraum, Werkstatt und Wohnung des Hausmeisters beherbergte, sowie das Gästehaus oberhalb der Bichl-Bäck-Mühle. Umgeben war die Liegenschaft von üppigen Wiesen und dichtem Wald, in die während des Zweiten Weltkriegs einige Bomben eingeschlagen waren und große Krater hinterlassen hatten. Da prallten für mich zwei Welten aufeinander, einerseits die Natur, andererseits die zerstörerische Kraft der Technik. Auf ähnliche Weise störte mich der Fund eines Autowracks in einem Graben direkt am Waldrand. Herbstlaub und erster Schnee hatten die Überreste bedeckt. Sie gehörten genauso wenig in den Wald wie die Bombenkrater, dennoch interessierte es mich, ob ich in diesem Wrack noch etwas Brauchbares finden konnte. Die Hupe wirkte unbeschädigt, und ich baute sie aus. Tatsächlich, als ich sie an eine Autobatterie anschloss, funktionierte sie noch. Gleichzeitig ließ mich der Gedanke nicht los, wieso Menschen einfach ein altes Auto am Rand des Waldes stehen ließen. Warum hatte das niemand bemerkt? Im Grunde war diese Umgebung aber eine wunderbare Möglichkeit, gut behütet aufzuwachsen und mich ganz der Natur zu überlassen.

Die Mühle war nicht hell und luftig wie das Haus in Döffingen, sondern besaß dicke Mauern mit kleinen Fenstern und Läden, die hellblau und weiß gestrichen waren. Nur wenig Licht drang ins Innere, alles wirkte ein wenig düster. Es war ein völliger Kontrast, aber mein Vater hatte dieses Anwesen vom ersten Anblick an geliebt. Ständig konnte er etwas ändern, was ihm außerordentlich gefiel. Im Garten wurden ein Swimmingpool und ein Brunnen angelegt, auch ein künstlicher Bach verlief quer hindurch. Zudem wurde noch ein Teich ausgehoben, und es kam ein Schafstall hinzu, für insgesamt fünf Milchschafe. Maxi, der Schafbock, war als Einziger schwarz und wurde mit zunehmendem Alter ziemlich furchterregend. Kam er auf mich zugerannt, sprang ich wie beim Bockspringen über seinen Kopf auf seinen Rücken. Das irritierte ihn so sehr, dass er zumindest mir gegenüber plötzlich lammfromm wurde und sich friedlich von mir kraulen ließ.

Mein Vater baute mir eine kleine Hütte in dem Waldstück, das uns gehörte. Der Wald bestand aus noch sehr jungen Bäumen, meist aus lichten Birken. Weil diese Holzhütte am Ende ein wenig krumm und schief geworden war, nannte ich sie »Villa Windschief«. Immerhin konnte ich meinen Vater dazu überreden, von der Mühle bis zu meiner »Villa Windschief« eine Wasserleitung zu verlegen — ich wollte auch ein Waschbecken und einen Wasserhahn haben. In meinem eigenen Zuhause sollte es genauso komfortabel sein wie in der Mühle. Selbst mein Vater stöhnte beim Ausheben des Leitungsgrabens sehr, denn es waren mehrere hundert Meter. Aber ich fand es schön, mit ihm zusammen zu sein, da solche gemeinsamen Un-

ternehmungen aus zeitlichen Gründen eher eine Seltenheit waren.

Mein Vater war viel unterwegs, blieb entweder lange
im Büro oder musste Geschäftsreisen ins Ausland unternehmen. War er nicht geschäftlich auf Reisen, versuchte
er abends wenigstens so zeitig zurück zu sein, dass ich
ihn noch sehen konnte. Meine Mutter führte das Leben
einer Hausfrau und Mutter, ohne mich in meiner Abenteuerlust einzuschränken. Und diese war sehr ausgeprägt. Zum einen gab es die Mühle selbst zu erforschen.
Und weil sie wirklich sehr groß war, mochte ich einige Bereiche nicht allein betreten, weil sie mir Angst machten
und unheimlich waren. Trotzdem habe ich sie gern aus-
gekundschaftet.

Mein Zimmer befand sich im ersten Stock, darüber gab
es noch einen großen Raum, in dem ich meine Eisenbahn –
eine Lehmann-Großbahn – aufbauen konnte. Von dort aus
führte eine Treppe zu einer Luke, durch die man auf den
Dachboden mit seiner eigenen wilden Welt gelangte. Ver-
irrte Tauben flatterten herum, Mäuse huschten davon, es
gab riesige Spinnennetze, Nester von Hornissen, Waldbie-
nen und Wespen hingen an den Dachbalken – das war alles ziemlich aufregend. Spannend waren aber auch die Ent-
lüftungsrohre, die ich dort entdeckte – Rohre, die bis nach
unten in den Keller gingen, wie ich genau überprüfte, in die
Wirtschaftsräume, in denen meine Mutter tätig war. Von
der Dachluke aus konnte ich über alle Bäume und Dächer
hinweg die Stadt Salzburg erkennen – und den Kamin von
ganz nahe betrachten. Anfangs wagte ich mich noch nicht
hinaus aufs Dach, verbrachte allerdings viel Zeit auf dem
Dach meiner »Villa Windschief«. Schon damals zog es mich
wie magisch nach oben.

Die nächtlichen Geräusche um die Mühle waren ein Erlebnis für sich. Ich erinnere mich noch an das Rauschen des Siebenbrunnenbaches, so unaufhörlich wie ein Tinnitus, nur eben beruhigend. Daneben meinte ich auch Stimmen zu hören, doch das war nur das Summen der Mücken, bei uns in Österreich Gelsen genannt. Manchmal rief ich meine Mutter: »Mami, da ist eine Gelse in meinem Zimmer, schau mal nach!« Meist gab sie mir zur Antwort: »Wahrscheinlich ist das gar keine Gelse, sondern nur der Siebenbrunnenbach.« Anfangs konnte ich Bach und Mücke noch nicht voneinander unterscheiden. Erst später begriff ich, dass das Summen der Gelse innehielt, wenn sie sich auf meinen Körper setzte und zustach, beim Bach nicht.

Lange verfolgte mich ein immer wiederkehrender Traum. Die Mühle stand an einem Hang, und das Gefälle war bis zum ersten Stock spürbar. Und so träumte ich, dass eine wackelweiche, zugleich aber schwere Kraftwelle in mein Zimmer hereindrückte – kam sie näher, wachte ich schweißgebadet auf.

Meine Erkundungsgänge durch das Haus hielten mich auf Trab. Wir waren in die Mühle eingezogen, als der Umbau noch nicht abgeschlossen war. Daher musste ich aus eigenem Interesse meine täglichen »Besprechungen« mit den Handwerkern abhalten. Ich musste nachschauen und überprüfen, was der Installateur machte, der Elektriker, alles Männer, die meiner Ansicht nach – im Gegensatz zum Hausgeist, doch davon später – zur Familie Porsche gehörten. Und abends, wenn ich im Bett lag, musste ich das Beobachtete noch einmal Revue passieren lassen. Warum hatte der Elektriker das Kabel dort und nicht woanders angeklemmt? Wieso hatten die Kabel überhaupt verschiedene Farben? Vorsichtig wagte ich mich daran, einige Dinge vorauszudenken. Überlegte, wie dieser oder jener Hand-

werker am nächsten Morgen weitermachen könnte.
Natürlich musste ich am nächsten Tag nachsehen, ob ich
mit meinen Überlegungen recht behalten hatte. Meist traf
das zu – und ich war stolz darauf, dass ich das Vorgehen
der Handwerker verstanden hatte. Diese Erfolgserlebnisse
behielt ich aber für mich und äußerte sie nie laut. Instinktiv
ahnte ich, dass ich mich in diesen Dingen besser zurückhal-
ten sollte.

Mein genaues Beobachten hatte Folgen: Ich beschloss,
meine kleine Kinderhütte im Garten selbst mit Strom zu
versorgen. Bisher konnte ich in meinem eigenen Heim kein
Licht anmachen. Das musste geändert werden. Zu dieser
Zeit ging ich in den Kindergarten, und der Elektriker, den
ich zu meinem Vorhaben befragte, riet mir, ohne über meine Frage erstaunt zu sein, ich solle doch Schwachstrom benutzen. Gleich mit Lichtstrom zu hantieren sei etwas ris-
kant. Mir entging nicht, dass sich hinter seiner Vorsicht der
Gedanke verbarg: Wer weiß, was dem kleinen Daniell sonst
noch alles einfällt. Ich sollte ja nicht »elektrisiert« werden,
wie meine Eltern voller Sorge ob meiner Aktivitäten be-
merkten. Der Schwachstrom mit 24 Volt Wechselspan-
nung blieb aber nur so lange, bis ich eine ausgediente
Hausglocke fand, die sich mit 24 Volt nicht zum Läuten
bringen ließ. Das nahm ich zum Anlass, mein ganzes Elek-
trosystem auf 220 Volt Wechselstrom umzustellen und den
vorgeschalteten Trafo gänzlich wegzulassen. Nur die Glüh-
birnen mussten gewechselt werden, den Rest konnte ich so
belassen, wie er war.

Keine Frage – all die Griffe und Kniffe lernte ich beim
Ab- und Zuschauen. Für mich eine prägende Erfahrung.
Heute, als Vater und ausgebildeter Pädagoge, zeigt mir
das, wie wichtig es ist, Dinge vorzuleben. Vorgelebte Dinge
werden von Jungen und Mädchen intensiv aufgenommen

und umgesetzt. Nachahmung hat ihre Wirkung! Natürlich spielte bei all dem auch mein Eigensinn eine Rolle.

Schritt für Schritt probierte ich alles aus. Und da ich im Gegensatz zu den Befürchtungen meiner Eltern doch recht vorsichtig war, tastete ich mich langsam an immer neue Lösungen heran. Ich zerlegte den Duschkopf, untersuchte sämtliche Armaturen in der Badewanne – sehr zum Leidwesen meiner Mutter, die es einfacher gehabt hätte, mich zu waschen und die Haare einzuschäumen, wenn ich geduldig in der Wanne sitzen geblieben wäre. Danach kam unsere Telefonanlage dran, da ich völlig fasziniert war von den Wählscheiben und dem damaligen Impulswahlverfahren mit seiner Technik. Also schraubte ich den Schaltkasten der Anlage auf und wartete, bis meine Mutter telefonierte. Auf diese Weise konnte ich feststellen, wie sich die einzelnen Kontaktschalter entsprechend der gewählten Ziffer bewegten.

Eines Tages kam jemand von der Post, der einiges an der Anlage austauschen musste. Erst befürchtete ich, die Anlage mit meinen Experimenten lahmgelegt zu haben, dabei mussten nur – große Erleichterung – einige ältere Teile ausgetauscht werden. Wie bei »unseren« Handwerkern üblich, stellte ich mich in seine Nähe, um ihm bei seiner Tätigkeit zuzuschauen. Ich wollte unbedingt wissen, wo er welchen Draht anlöten würde, nachdem er meiner Mutter sein Vorgehen erklärt hatte. Der Mann scheuchte mich aber weg, konnte es gar nicht leiden, dass ich ihm auf die Pelle gerückt war. Das fand ich sehr schade, habe aber bis heute den Geruch von Kolophonium, das zum Löten verwendet wurde, nicht vergessen. Ein weiterer Geruch aus der Kinderzeit war die Mischung von frischgemähtem Rasen und Benzin – ein besonderer Cocktail.

Bei meinem Entdeckerdrang ging es als Nächstes in den

Heizungsraum. Was passiert, wenn man den Hahn zudreht? Wann gluckert es? Wo kommt Luft raus, wo Wasser? Die Toilette und der Spülkasten waren auch so ein interessanter Gegenstand. Warum schaltet sich der Spülkasten nach zehn Litern Füllmenge von selbst wieder aus? Wann wieder ein? Aha, da gab es anscheinend verschiedene Mechanismen von Schwimmern. Plätscherte es ständig im Klo, konnte nur eine Dichtung kaputt sein, oder einer der Schwimmer war falsch eingestellt.

Nach und nach entwickelte ich mich zum »Experten«, und wenn im Haus etwas nicht funktionierte und gerade kein Handwerker zur Stelle war, wurde ich gefragt. Sollte ein Schalter zum Lichtdimmen eingebaut werden, brauchte man mich nur darum zu bitten.

Meine Eltern meinten oft, ich hätte wohl das »Technik-Gen« in mir, vererbt von meinem Urgroßvater Ferdinand Porsche, der so viel technisches Talent besaß, dass er, als Ingenieur und Autokonstrukteur, die Firma Porsche gründete. Da er 1951 in Stuttgart starb, zweiundzwanzig Jahre vor meiner Geburt, habe ich ihn leider nicht mehr persönlich kennengelernt. Wenn ich alles auseinandernahm, war aber nicht mein Urgroßvater daran schuld — er war für mich damals noch kein Begriff —, sondern das Glücksgefühl, das ich bei meinen Erfolgserlebnissen empfand, die Dinge näher zu verstehen. Funktionierten Sachen, die ich mir vorher ausgedacht hatte, war das unbeschreiblich.

Nach und nach wurde mir klar, dass es mehrere Wege gibt, um eine Erfindung, eine Entwicklung zu machen. Entweder entdeckt man wirklich etwas Neues, beispielsweise das Rad, oder man nimmt etwas Bewährtes wie das Rad und stellt es mit anderen Dingen in einen neuen Zusammenhang. Mir ging es darum, bestimmte Sachen so zu kombinieren, dass sich daraus etwas Neues ergab, von dem man aber auch einen Nutzen hatte. Oder man vereinfachte Kompliziertes.

Als ich sieben oder acht Jahre alt war, tauchte ein Problem mit unseren Schafen auf. Da der Stall rund hundert Meter vom Haupthaus entfernt war, hatte meine Mutter nicht ständig im Blick, wann sich die trächtigen Muttertiere zum Gebären zurückzogen. Mehrfach hatte es Komplikationen bei der Geburt gegeben, gerade nachts. Wäre jemand rechtzeitig im Stall gewesen, hätte sich die eine oder andere Totgeburt verhindern lassen.

»Man müsste den Schafstall akustisch überwachen können, dann würde man genau hören, wenn es Schwierigkeiten gibt«, sagte meine Mutter eines Tages zu mir.

»Das Problem lässt sich doch lösen«, erwiderte ich selbstbewusst und erklärte ihr, dass ich dafür eine alte Gegensprechanlage umbauen könnte, die ich in einer Schachtel aufbewahrt hätte. Warum sollte sich mein altes Babyphon nicht zu einem Schafsgebärphon umbauen lassen? Als meine Mutter nickte, sagte ich, dass ich aber noch ein zweipoliges Kabel und einige Verbindungsstecker bräuchte, die ich nicht in meinem Elektrowerkzeugkoffer hätte. Wieder nickte sie. Unser Hausmeister besorgte die fehlenden Teile nach meinen Angaben, und ich machte mich ans Werk und konstruierte eine Möglichkeit, den Stall über diese Entfernung hinweg akustisch zu überwachen. Die alten Steckverbindungen des Babyphons entfernte ich und lötete neue ein; auf diese baute ich sämtliche Verlängerungskabel auf. Und als wir es testeten, funktionierte es. Tatsächlich hörten wir mitten in der Nacht das Blöken des gebärenden Schafes durch die Sprechanlage und kamen zu Hilfe, um die zwei Jungtiere nach der Entbindung abzunabeln, von der Mutter abschlecken zu lassen und trockenzureiben. Nachdem sie das erste Mal getrunken hatten, hüllten wir sie in wärmende Decken und gingen wieder zu Bett.

Selbstverständlich bekam ich mit, dass Autos in unserer Familie eine gewisse Rolle spielten. Zu einem Geburtstag bekam ich ein kleines Auto, einen mit Rasenmähermotor angetriebenen nachgebauten Jagdwagen mit Fliehkraftkupplung und Seilstart, der aber aufgrund einer Federproblematik der Startvorrichtung leider hauptsächlich in der Garage meines Vaters stand. Darüber war ich sehr traurig, und so beschloss mein Vater, mir einen kleinen Traktor mit Führerhaus und Schneepflug zu besorgen. Als der Winter kam, durfte ich das Gefährt auf unserem Grundstück zum Einsatz bringen – leider blieb der Traktor oft im Schnee stecken, und auch die montierten Ketten halfen wenig. Für die Anforderungen auf unserem waldnahen Gelände war er einfach zu leicht, wahrscheinlich hätte er auch höchstens auf kleinen Gehwegen in der Stadt funktioniert. Danach erhielt ich einen neuen Traktor mit Dieselmotor, und der Schneepflug konnte hydraulisch von innen gehoben und gesenkt sowie geschwenkt werden. Sogar ohne Ketten kam ich gut damit voran.

Das Steuern von Fahrzeugen wurde mir immer geläufiger, so dass ich mich eines Tages ohne zu fragen in das Auto meines Vaters setzte. Die zur Garage umgebaute Hafermühle, in der früher Hafer gemahlen und gelagert wurde, bot Platz für mindestens drei Pkws. Meist standen dort die beiden Fahrzeuge meines Vaters sowie mein Jagdwagen, der Traktor und meine Fahrräder. Der Porsche meiner Mutter war stets im Zufahrtsbereich unserer Mühle abgestellt. Mit ihrer »Porsche-Straßensperre« wollte sie verhindern, dass andere in die Einfahrt bogen; sie wünschte sich eine autofreie Zone in der unmittelbaren Nähe der Mühle.

Das Garagentor der Hafermühle konnte man mit einem Schlüssel oder mit einer Fernbedienung öffnen, was mir beides möglich war, da ich ja Zugang zu meinen Fahrzeugen brauchte. Bevor ich mich in das Auto meines Vaters setzte, hatte ich mir – ich war damals knapp sechs Jahre alt – lange Gedanken darüber gemacht, wie ich ein solches Gefährt für Erwachsene aus der Garage steuern könnte. Damals fuhr mein Vater neben einem Porsche Turbo einen Audi, und ich hatte ihn oft beim Fahren beobachtet. Seine Handgriffe kannte ich in- und auswendig.

Da mein Vater an diesem Tag mit dem Porsche in die Firma gefahren war, blieb als Versuchsobjekt nur der Audi. Der stellte nun wirklich kein Problem dar, denn der Audi war ein Automatikfahrzeug, in dem es eh nur zwei Pedale und einen Ganghebel gab, den man in verschiedene Positionen stellen konnte. Ich wusste, dass das R »Rückwärtsgang« bedeutete, P »Parkstellung« und D »Drive«. Es existierten noch ein paar andere Stellungen, die mir aber für mein Anliegen nicht so bedeutsam zu sein schienen. Und dieses Anliegen bestand darin: Ich wollte diesen Audi selbstständig starten, aus der Garage fahren und den Wagen schließlich wieder einparken.

Der Zeitpunkt schien nicht nur günstig, weil mein Vater unterwegs war, im Audi steckten auch die Zündschlüssel. Also kletterte ich in den Wagen und rutschte an die vordere Sitzkante. Die Pedale konnte ich gerade noch so eben erreichen. Auf alten Familienfotos hatte ich gesehen, wie mein Urgroßvater halb sitzend, halb stehend ein Fahrzeug anließ, den Blick durch das Lenkrad gerichtet. Nun machte ich es ihm nach. Ich startete den Audi und steuerte das Gefährt vorsichtig aus der Garage, vorwiegend mit Standgas und Bremse. Und als ich draußen war, legte ich den Ganghebel auf D um und fuhr wieder hinein. Nichts passierte. Danach stellte ich den Motor ab, lief zu meiner Mutter und erzählte ihr strahlend von meiner Heldentat. Da sie nicht negativ reagierte, bestärkte es mich darin, am Abendbrottisch auch meinen Vater darüber zu informieren. Nachdem er sich alles angehört hatte, rief er: »Nein, das gibt es doch nicht! Ein Glück, dass nichts passiert ist, das darfst du nie wieder machen. Aber hast du das wirklich geschafft?«

Zweifelnde Blicke blieben, trotz meiner Beteuerungen. Daher nahm er mich nach dem Essen mit in die Garage, um den Audi genauestens zu inspizieren. Mein Vater ging um das Auto herum, und ich wies bei jeder Ecke, die er betrachtete, auf den Lack und sagte: »Siehst du, Papi, da ist nichts passiert.« Als er auch bei der vierten Ecke nichts Außergewöhnliches feststellen konnte, meinte er: »Von nun an darfst du jeden Morgen das Auto, also den Audi, nicht den Porsche, aus der Garage fahren und für die Abfahrt bereit machen.« Das war für mich ein tolles Gefühl. Mein Vater vertraute mir, dem kleinen Stöpsel, mit einem so großen Fahrzeug fertigzuwerden, das war schon ziemlich aufregend.

Trotzdem ließ ich den »Neunelfer«, einen roten Turbo, nicht aus den Augen. Einmal stand er auf dem asphaltierten Parkplatz, der mit einem Randstein aus Granit eingefasst war. Dahinter ging es eine Böschung hinunter, und am Rande unseres Grundstücks befand sich eine Betonwand. Irgendwie hatte ich das dringende Bedürfnis, die Zündung des 911ers einzuschalten, um Radio zu hören. Ich hatte schon bemerkt, dass das Zündschloss im Gegensatz zu allen anderen Wagen auf der linken Seite des Lenkrads war, dadurch konnte ein eventueller Rennfahrerwechsel schnell vonstattengehen, denn das war der Grund für diese Eigenart der Porsches (links starten und rechts die Hand schon am Gang). Das gefiel mir. In meinem Kopf waren auf einmal sämtliche Verbote nicht mehr existent.

Neugierig stieg ich in das Fahrzeug. Der erste Gang war eingelegt und die Handbremse nicht angezogen, erkannte ich. Als ich den Schlüssel herumdrehte, sprang das Auto an und gab irgendwie sogar richtig Gas. Bis heute kann ich mir nicht erklären, warum das geschah. Der Porsche sauste jedenfalls über den Randstein, blieb dann aber auf der Hälfte in der Schwebe hängen. Die Vorderräder hingen in der Luft, und auch die hinteren Reifen berührten den Asphalt nicht mehr. Sie rotierten nur, da der Motor noch lief. Ich befand mich also in einem etwas wackeligen Zustand. Obwohl ich dermaßen erschrocken war, reagierte ich noch so geistesgegenwärtig, die Zündung gleich wieder auszuschalten. Mein Vater, der alles aus der Ferne beobachtet hatte, lief mit einem Bekannten, der gerade zu Besuch bei uns war, herbei und befreite mich aus dieser Schwebepartie. Mir war es ungeheuer peinlich, dass nicht nur mein Vater mitbekommen hatte, wie dämlich ich mich angestellt hatte. Schließlich hatte ich schon seit einigen Jahren »Autoerfahrung«, hatte auch das eine oder andere Mal im Beisein meiner Eltern den Porsche starten und die Kupplung durchtreten dürfen – und dann das. Was für eine Blamage!

Der 911-Turbo musste nach diesem »Unfall« auf der Unterseite überarbeitet werden, zum Glück war nicht viel kaputtgegangen. Dennoch mussten ein paar Scheuer-, Kratz- und Blechstellen ausgebessert werden. Doch sonst fehlte dem Wagen nichts. Hätte man diesen Effekt bewusst gewollt, wäre er bestimmt nicht so eingetreten.

Erfahrung von Angst

Immer wieder hatte man Angst um mich. Nach den zwei Fehlgeburten meiner Mutter musste wenigstens ich überleben. Nichts durfte mir zustoßen. Die Mühle war stets gründlich geputzt, nahezu steril, es war nicht einmal erlaubt, mit den Schuhen, die man draußen trug, das Haus zu betreten − kein Keim durfte eine Chance haben, sich auszubreiten. Meine Mutter nahm den Arztbericht ernst. Auf keinen Fall wollte sie mich durch eine mögliche Infektion verlieren. Seltsamerweise übertrug sie ihre Sorge nicht auf die freie Wildbahn. Ich konnte überall im Wald herumstreunen, nirgends wurden mir Grenzen gesetzt. Die Natur schien für meine Mutter keine Gefahr darzustellen. Sie hatte vollstes Vertrauen, dass mir dort nichts Schlimmes zustoßen könnte.

Meinen Eltern ging aber auch noch etwas anderes durch den Kopf. Die Mühle und das Gelände um sie herum waren sehr einsam gelegen. Es konnte eingebrochen werden, und noch schlimmer: Ich konnte entführt werden.

Andere Kinder aus Unternehmerfamilien waren entsprechend bedroht oder sogar real mit Kidnapping konfrontiert worden. Das Wort »Entführung« wurde anfangs nicht benutzt. Doch später, als ich älter wurde und verstanden hatte, dass ich durch meine Abstammung jemand war, von dessen Umfeld Lösegeld eingefordert werden konnte, sprachen sie offen darüber. Erschienen zu einem vergleichbaren Fall Berichte in den Zeitungen, gab meine Mutter sie meinem Vater zu lesen und erzählte mir die dazugehörigen Umstände. Ich begriff: Ich war interessanter als ein Junge namens Meier, dessen Eltern kein oder nur wenig Geld besaßen. Zwar hatte es mich öfter stutzig gemacht, dass die meisten meiner Kindergartenfreunde keinen so großen Garten hatten wie wir, auch keinen dazugehörigen Wald oder sogar ein Schwimmbad, trotzdem hatte ich nie das Gefühl gehabt, mich allzu sehr von ihnen zu unterscheiden und eine Sonderstellung zu haben. Nur ließ sich die Tatsache nicht leugnen, dass wir wesentlich mehr Geld hatten als andere Familien. Und dieses Geld war etwas, womit man einen Menschen freikaufen konnte.

Als ich mir nähere Gedanken darüber machte, spürte ich, dass durchaus die Möglichkeit einer solchen Gefahr bestand. Im ersten Moment empfand ich Angst, eine Angst, die größer werden konnte, wenn man ihr nicht Einhalt gebot. Nein, ich durfte mich von dieser Angst nicht verrückt machen lassen. Ich wollte leben. Und leben kann man nur, wenn man keine Furcht hat. Sie konnte einen in Besitz nehmen. Aber man konnte die Furcht auch bezwingen.

Wenn man es genau betrachtete, waren die verschiedensten schrecklichen Szenarien denkbar. Ich konnte verschleppt werden, man konnte mich verhungern lassen, mich brutal erschießen. Schließlich beschloss ich, ein Bewusstsein für alle Eventualitäten und Bedrohungen zu entwickeln, mir auch mal Sorgen zu machen, mich aber nicht davon bestimmen zu lassen. Womöglich zöge ich die Gefahren dann sogar erst recht an, dachte ich bei mir.

Dieses Denken hatte ich natürlich von meinen Eltern übernommen, die auf dieselbe Weise handelten. Doch ohne zusätzliche Sicherheitsmaßnahmen ließ sich das nicht bewerkstelligen, wie ich an späteren Erlebnissen bemerkte. Nachts wurde das Haus so versperrt, dass niemand einfach so eindringen konnte. An allen unteren Fenstern der Mühle wurden Gitter angebracht, alle vier Außentüren waren doppelt ausgeführt, mit Glas und Gitter oder gar aus geschlossenem und gehämmertem Schmiedeeisen, und konnten fest verriegelt werden. Zum Glück gab es aber nie einen konkreten Anlass, nie Anzeichen, dass ein Plan zu meiner Entführung existierte. Einmal erfuhren wir von einem Einbruch bei meinen Stuttgarter Großeltern, der aber nur zum Ziel hatte, bestimmte Gegenstände zu entwenden, um sie zu Geld zu machen. Der oder die Täter konnten ungehindert entkommen, auch deshalb, weil sich gerade niemand im oberen Stockwerk der Villa aufgehalten hatte. Im Nachhinein überlegte man: Wenn sich eine Person aus der Familie in den Zimmern befunden hätte, wäre es vielleicht anders verlaufen und zu Gewalttätigkeiten gekommen. Danach wurden dann sowohl bei meinen Großeltern wie auch bei uns die Sicherheitsmaßnahmen verschärft.

Mein Vater ließ in der Mühle eine Alarmanlage installieren, die bis auf ein einziges Mal nie losging. Ausgelöst wurde sie von meinen Großeltern mütterlicherseits. Meine Eltern waren mit mir verreist, und meine Großeltern wollten in der Zwischenzeit, wie schon öfter, in der Mühle nach dem Rechten sehen, ohne zu wissen oder daran zu denken, dass die Alarmanlage eingeschaltet war. Nichtsahnend sperrten sie die Eingangstür der Bichl-Bäck-Mühle auf und hatten kaum den ersten Schritt in unser Haus gesetzt, da reagierte schon die Alarmanlage. Sie versuchten sie wieder abzustellen, aber die unglaublich laute Sirene ließ sich nicht so einfach ausschalten. Sie war nicht nur auf dem modernsten technischen Stand, sondern auch über eine automatische Wählanlage mit der Polizei verbunden. Als die Großeltern schon ziemlich verzweifelt waren, kam nach einer knappen halben Stunde ein Polizeiwagen. Doch ihre Erleichterung währte nur kurz, denn die Beamten behandelten sie im ersten Moment wie Diebe, bis sie sich ausweisen konnten. Der Polizeieinsatz musste auch noch bezahlt werden.

Bei meinen Eltern hinterließ dieser »Probelauf« einen etwas irritierenden Eindruck. Wenn die Polizei erst nach einer halben Stunde erschien, um einen möglichen Einbrecher zu verhaften, hatte der eine Menge Zeit, Unheil anzurichten und sich wieder aus dem Staub zu machen. Das war alles andere als erfreulich. Und auch in mir breitete sich ein unangenehmes Gefühl aus. Immer wieder dachte ich darüber nach, was im Ernstfall alles geschehen konnte.

Bei einem anderen etwas unheimlichen Erlebnis befand ich mich selbst in der Mühle. Ich war etwa zehn Jahre alt. Es war mitten in der Nacht, ich hörte eine ausländische Stimme, die ich nicht zuordnen konnte. War das Arabisch? Indisch? Persisch? Mir kam es wie ein orientalischer Gesang vor, den man trotz des rauschenden Bachs hören konnte – der Mensch, der diese Töne von sich gab, musste sich auf unserem Grundstück befinden, sonst hätte man ihn nicht so deutlich hören können. Oder war es vielleicht gar keine menschliche Stimme?

Mein Vater war nicht zu Hause, meine Mutter und ich waren allein. Ich spürte, dass ich eine Verantwortung übernehmen musste, für die ich eigentlich zu jung war. Sensibilisiert durch die vorgenommenen Sicherheitsmaßnahmen meiner Eltern pochte mir mein Herz bis zum Hals. Von Zeit zu Zeit stockte mir sogar der Atem. Wie konnte meine

Mutter das nur ertragen? Ich wäre schon längst zum Telefon gerannt und hätte die Polizei gerufen. Aber meine Mutter lauschte nur.

Über eine halbe Stunde hielt der Sänger durch. Mal wurde er lauter, mal leiser, mal schien er näher zu kommen, sich dann wieder zu entfernen. Meine Mutter und ich standen weiter im Dunklen und starrten angestrengt aus dem geöffneten, aber vergitterten Schlafzimmerfenster. Erkennen konnten wir niemanden. Woher kamen bloß diese fremdartigen Töne? Wir gingen hinüber in ihren Arbeitsraum, das sogenannte Balkonzimmer, doch auch von dort ließ sich nicht ausmachen, wer der Verursacher des Gesangs war. Draußen war es einfach zu finster, der Mond war von dichten Wolken verdeckt.

Schließlich machte meine Mutter die Lampe in der Nähe des Telefons an, das im Arbeitszimmer stand. Sie hatte sich endlich doch entschieden, die Polizei anzurufen, dazu musste sie die Zahlen auf dem Apparat lesen können. Ich knipste das Licht jedoch sofort wieder aus. »Das darfst du nicht machen«, rief ich, »dein Arbeitszimmer liegt direkt am Hang. Wenn jemand vor den Fenstern steht, kann er reinschauen und sehen, wo wir sind und was du vorhast. Mach die Rundumbeleuchtung der Mühle an. Dann fällt noch genügend Licht herein, dass du das Telefon bedienen kannst. Außerdem sehen wir dann, ob draußen jemand steht.« Im Rahmen der Sicherheitsmaßnahmen hatte mein Vater um das Haus eine Scheinwerferbeleuchtung anbringen lassen, die meine Mutter nun einschaltete. Danach wählte sie die Nummer der Notrufstelle 133.

»Wir schicken sofort einen Wagen«, hieß es.

Sie legte auf. Nach der Erfahrung, die ihre Eltern mit der Polizei gemacht hatten, war sie ein wenig beunruhigt, was in diesem Fall »sofort« bedeutete. Wir gingen im Dunkeln wieder zurück ins Schlafzimmer und lauschten nochmals aus dem Fenster. Die »orientalische Stimme« war nach wie vor deutlich zu vernehmen.

Nach ungefähr zehn Minuten hörten wir einen hochdrehenden Motor, Vollgas im ersten Gang. Das Auto fuhr um das Grundstück herum, den Berg hinauf, helles Scheinwerferlicht fiel auf die Baumspitzen des Gaisbergwaldes – bis zu dem Punkt, an dem die Straße endete. Dort wendete der Wagen und nahm den Weg zurück zur Mühle. Waren es Kumpane des Sängers, oder war es die Polizei? Der Gesang verstummte jedenfalls.

Nach einer Weile erkannten wir, dass es sich bei dem Fahrzeug um einen Streifenwagen handelte, in dem zwei Polizisten saßen. Sie hielten direkt vor dem Eingang der Mühle, stiegen aus und läuteten. Meine Mutter und ich waren inzwischen die Treppe hinunter ins Esszimmer gegangen und öffneten ein ebenfalls vergittertes Fenster. Die beiden Beamten standen auf der Eingangstreppe und blickten, bewaffnet mit Taschenlampen, zu uns hinauf. Nach der Begrüßung wollten sie wissen, woher denn der Gesang käme, von dem meine Mutter am Telefon erzählt habe.

Da meine Mutter das nicht genau sagen konnte, stapften die Beamten mit ihren Taschenlampen los, kamen nach weniger als drei Minuten zurück und meinten, sie hätten weder etwas gesehen noch gehört, »aber bei euch ist es ja schlimmer als in Dallas«, fügte einer der beiden hinzu. Wie sie in dieser kurzen Zeit das gesamte Grundstück abgesucht haben konnten, war mir rätselhaft.

Mit der Aufforderung, noch mal anzurufen, falls der Sänger wieder auftauchte, sie wären dann auch gleich da, verabschiedeten sich die Polizisten. Zwar hatten wir die Motorengeräusche nach zehn Minuten gehört, aber bis die Beamten an unserer Haustür geläutet hatten, waren nochmals fünf Minuten vergangen. Als meine Mutter später nachfragte, wieso sie denn zuerst um das Grundstück und nicht zur Mühle gefahren seien, sagte man ihr, sie hätten sich verfahren.

Nach dem beherzten Vorgehen der Polizisten gingen meine Mutter und ich ins Bett. Ich war inzwischen so erschöpft, auch vor Angst, dass ich sofort einschlief; meiner Mutter erging es anders, wie sie mir am nächsten Morgen erzählte. Sie hatte noch lange wach gelegen, um zu hören, ob der Gesang erneut einsetzen würde. Aber es blieb stumm. In mir war eine Angst zurückgeblieben, wie ich sie noch nie erlebt hatte. Noch heute läuft es mir kalt über den Rücken, wenn ich an dieses Erlebnis denke. Wer der Sänger war, klärte sich nie auf.

Nicht lange nach dieser Episode wurde dann auch bei uns eingebrochen. Das war ein großer Einschnitt in meinem Leben. Wieder waren wir im Urlaub, und mein Vater musste zwei Tage früher zurück. Er hielt sich nur kurz in der Mühle auf, um seine Sachen für einen Geschäftstermin zu packen; er würde aber nur eine Nacht fort sein. Daher ließ er wohl aus Versehen eine Eisengittertür offen – und genau in dieser Nacht wurde bei uns eingebrochen. Was einfach war, denn die Alarmanlage musste nicht deaktiviert – was sehr kompliziert gewesen wäre –, sondern nur das Glas einer Tür eingeschlagen werden. Sonderbar war das schon. Und dass der Hund des Hausmeisters, der immer bellte oder knurrte, wenn sich Fremde auf dem Gelände aufhielten, nicht angeschlagen hatte, war nicht weniger seltsam. Durch Nachfragen stellte sich jedoch heraus, dass unser Hausmeister, Herr Lindenthaler, seinem Hund Senta das Bellen abgewöhnt hatte, denn im Gästehaus wohnten immer häufiger übergangsweise Kindergärtnerinnen oder

Waldorflehrer, bis sie eine eigene Wohnung gefunden hatten. Wenn diese abends oder nachts heimkamen, fand Herr Lindenthaler überhaupt keinen Schlaf mehr. Jedes Mal hatte ihn das Tier gewarnt. Dabei war ihm aber erst kurz vor dem Einbruch das völlige Abgewöhnen des Anschlagens gelungen.

Als meine Mutter und ich aus den Ferien zurückkehrten, rannte ich sofort zu den Tieren, um sie zu begrüßen und zu streicheln. Erst dann lief ich zur Mühle. Inzwischen war auch mein Vater eingetroffen. Er stand mit meiner Mutter vor dem Haus und schaute mich recht verwirrt an, als ich näher kam.

»Was ist denn los?«, fragte ich strahlend, noch völlig beglückt vom Wiedersehen mit meinen Hasen und den Schafen und ohne böse Ahnung.

»Bei uns ist eingebrochen worden«, antwortete mein Vater mit bedrückter Miene.

Jetzt sah ich es auch: Die Fensterscheibe des Kücheneingangs war eingeschlagen, und als wir zusammen die Mühle betraten, erwartete uns ein Schock. Alles war verwüstet. Ein richtiger Sauhaufen. Jemand hatte in größter Eile alles durchsucht. Geschirr, Töpfe, Kleider, Socken, Schuhe – alles war brutal aus Schränken und Schubladen gerissen und auf dem Boden verstreut worden. Sämtliche Schubladen waren aus den Führungen gezogen worden, Teppiche zur Seite gewälzt, Bilder von den Wänden abgehängt. Wahrscheinlich auf der Suche nach Geld. Und es fehlte tatsächlich Geld. Geld, das mein Vater in einen Kasten gelegt hatte. Aus irgendeinem unerfindlichen Grund hatte er es vor der Abreise nicht in den Safe sperren wollen, da er es gleich nach seiner Rückkehr auf die Bank bringen wollte. Dabei war er sonst sehr sorgsam im Umgang mit Geld. Der Safe, eigentlich ein großer Tresor, der neben dem Schreibtisch meiner Mutter stand, hatte eine komplizierte Zahlenkombination, die von meinem Vater aus Sicherheitsgründen mehrmals jährlich gewechselt wurde. In ihm lag oft Geld für Barzahlungen – mein Vater war damals ja noch tätiger Geschäftsmann – und eine Vielzahl von persönlichen und firmeneigenen Dokumenten. In unserem Haus gab es sogar noch einen zweiten Safe hinter einem Gemälde im Zimmer meines Vaters, und der Schlüssel dazu war in einem seiner Socken im Kleiderkasten versteckt. In diesem kleineren Tresor lagen der Schmuck meiner Mutter, die Briefmarkensammlung und eine Pistole meines Vaters, die er allerdings nie benutzt hatte, sowie meine silbernen Taufgeschenke. Diese Safes faszinierten mich, bedrückten mich aber auch auf irgendeine Weise. Sie gehörten zu den Momenten in meinem Leben, die mich allmählich spüren ließen, dass ich tatsächlich nicht in eine alltägliche Familie hineingeboren war.

Mein Vater war sich nie ganz sicher, ob er mich an solchen Dingen schon teilhaben lassen sollte oder lieber noch nicht. Wie er mich in die ganze Aktien- und Firmenwelt einführen sollte und vor allem, wann. Ob er vielleicht vorerst davon ausgehen könnte, dass ich die gesamte Tragweite der Verantwortungen, Möglichkeiten, Aufgaben, Nöte, Freiheiten und Einschränkungen noch gar nicht recht begriffen hatte und für mich das Geld genauso gleichgültig sei wie etwa eine Brillantkette für ein kleines Kind.

Tatsächlich war es so, dass man mich in meiner Kindheit, was das Beobachten und Wahrnehmen betraf, oftmals unterschätzte. Erst im Laufe der Zeit lernte man, »richtig« mit mir umzugehen. Heutzutage hat sich diese ursprünglich ungewöhnliche Fähigkeit von mir, stets mehr mitzubekommen und auch mehr zu verstehen als erwartet, in gewissen

Bereichen leider auch ein wenig in zu hohe Erwartungen umgewandelt, von denen ich mich stets belastet fühle. Damit zurechtzukommen muss ich noch lernen.

Doch zurück zum Einbruch: Als der Einbrecher das viele Geld gefunden hatte, hörte die Verwüstung auf, wie man an den Spuren erkennen konnte. Es war ein sonderbares Gefühl, dass jemand in unserem Haus gewesen war, den wir nicht kannten, der aber anscheinend genau über uns Bescheid wusste. Wer war das? Ein ansonsten harmloser Mensch, ein kranker Mensch, ein Bettler oder gar ein Mörder? Der Diebstahl war schon schlimm genug, weil etwas zerstört und entwendet wurde. Aber das Gefühl, ein Unbekannter, ein Fremder mit bösen Absichten hatte freien Zugang zu unserem Haus gehabt, war noch schlimmer. Er hätte – das war von anderen Industriellenfamilien bekannt – Lebensmittel vergiften, Wanzen anbringen, Telefone anzapfen, Dinge verändern können, die man vielleicht überhaupt nicht merkte, die aber zu seinem Nutzen und uns zum Schaden hätten gereichen können.

Die Aufräumarbeiten dauerten über eine Woche und konnten auch erst beginnen, nachdem die Spurensicherung abgeschlossen war. Solange der Fall nicht geklärt war, konnte ich nicht ruhig schlafen. Das Wort Angst, auch das dazugehörige Gefühl, bekam für mich eine neue Dimension. Die Angst war nun Realität geworden. Jeden Abend wurde noch mehr als schon zuvor auf verschlossene Türen geachtet. Jedes Verlassen des Hauses, jeder Urlaub war seitdem mit einer unangenehmen Empfindung verbunden.

Wenn ich wach im Bett lag, überlegte ich, wie es nur möglich sein konnte, diese Lücken in der Kontrolle zu finden. Der Hund, dem gerade das Bellen aberzogen worden war, die offenstehende Eisengittertür, das nicht im Tresor befindliche Geld. War es Zufall, oder waren es Einbrecher, die uns über einen sehr langen Zeitraum beobachtet hatten und uns quasi schon kannten? Saßen sie bei Tag und bei Nacht im Wald und warteten auf solche passenden Momente, schrieben sie genau auf, wer wann und wo das Haus verließ? Auch meine Eltern müssen in dieser Zeit unter großem Druck gestanden haben. Mit Sicherheit haben sie in diesem Zusammenhang wieder an eine mögliche Entführung gedacht. Als ihr einziges Kind war ich gleichsam die perfekte Beute.

Die Polizei fasste später zwei junge Männer (fast noch Jugendliche), die in Geldnot geraten waren, wobei der eine von ihnen reuig war, der andere nicht. Beide wurden zu Gefängnisstrafen verurteilt. Der Reumütige hat noch einige Zeit versucht, von dem geringen Lohn, den er für seine Tätigkeit im Gefängnis erhielt, die gestohlene Summe zurückzuzahlen. Auch später noch, nach seiner Entlassung, bis mein Vater sagte, es sei genug, und schriftlich auf die Rückzahlungsraten verzichtete. Er hatte dem Jugendlichen vergeben und die Geste der Rückzahlung als Entschuldigung angenommen.

Die Klärung des Falls war für mich von großer Bedeutung, denn damit endete ein Dauertraum, der sich mehrmals wöchentlich in meinen Schlaf drängte. Ein frecher und wilder Kobold mit roter Zipfelmütze, grünem Jäckchen und grauer Hose packte mich in meinem Zimmer und zerrte mich auf den Gang hinaus, wo er mich an den Händen festhielt und so stark im Kreis drehte, dass meine Füße vom Erdboden abhoben. Wenn ich durch dieses Erlebnis mit einem lauten und hohen Piepsen in beiden Ohren aus dem Traum aufwachte, schlief ich vor lauter Erschöpfung gleich weiter, aber sehr angespannt, denn durch das Drehen war ich ganz wirr im Kopf. Dieses Wesen war viel beängstigender als die möglichen Einbrecher, denn es war äußerst präsent und begleitete mich auch tagsüber auf meinen Streifzügen durchs Haus. Es war der zuvor bereits erwähnte Hausgeist.

Übrigens erfuhren wir nie, woher die beiden jungen Männer von dem Geld wussten, ob sie es gar im Auftrag stahlen. Irgendwoher mussten die Informationen gekommen sein.

Ich wurde mir seitdem meiner gesellschaftlichen Stellung immer mehr bewusst – und damit wurde eine nicht zu vernachlässigende Portion an Angst mein Begleiter. Angst in mehreren Bereichen. Angst wegen des Namens und der zukünftigen Aufgaben und Erwartungen, die wohl an mich gestellt werden würden. Würde ich ihnen nachkommen können? Angst in Bezug auf Neid. Wer hegte welche Gedanken und bereitete welche Taten und Vorgänge eben auch gegen uns vor? Ich wurde misstrauisch und sehr wählerisch und vorsichtig. Angst vor Heuchelei und Unehrlichkeit und vielem mehr. Wie ein schwerer Einschlag hatte der Einbruch mein Leben innerhalb kürzester Zeit verändert. Ich wollte meine friedliche und hoffnungsfrohe Welt nicht aufgeben. Ich wollte nicht Teil dieser geschäftlichen Welt werden, die dazu führte, dass man uns Gewalt antun könnte. Das war mein ganzes Bestreben. Nur darum ist es mir bis heute gelungen, zwischen und in beiden Welten leben zu können. Einmal besser, ein anderes Mal auch wieder schlechter. Ohne das Vertrauen meiner Mutter auf der einen Seite und der großen Offenheit meines Vaters mir gegenüber auf der anderen Seite wäre dieser andauernde Spagat mit Sicherheit nicht gelungen. Und durch diese beiden Haltungen blieb meine Kindheit in ihrer Stille und Ruhe, in ihrer Abgeschiedenheit und Bodenständigkeit, in ihrer Vielschichtigkeit und Natürlichkeit trotz meiner Nöte weiterhin in großen Zügen erhalten.

Meine Mutter setzt sich durch

»Daniell muss in einen Kindergarten«, sagte mein Vater eines Tages. Er hatte Sorge, dass sein Sohn, der als Einzelkind in der Mühle aufwuchs, ohne unmittelbare Nachbarskinder, die ganze Zeit nur bei den Handwerkern herumsaß und ihnen zuschaute, keinen Zugang zu Kindern bekam. Zugang zu anderen Jungen und Mädchen hielt er für notwendig, gleichaltrige Freundschaften sollten geschlossen werden, um Freud und Leid gemeinsam teilen zu können. Außerdem: War ich vormittags im Kindergarten, konnte meine Mutter auch öfter mal weg und in Salzburg etwas erledigen.

Der unserer Mühle nächstgelegene Kindergarten war öffentlich-staatlich. Meine Mutter sah ihn sich an, konnte sich aber überhaupt nicht mit ihm anfreunden. Er war ihr viel zu kühl eingerichtet, mit sterilen, grauweißen Wänden. Das Spielzeug war mehr aus Plastik denn aus Holz, und auch das gefiel ihr nicht. Selbst die freundlichen Kindergärtnerinnen konnten durch ihren persönlichen Eindruck das nicht wettmachen, was von meiner Mutter als schlecht empfunden wurde. In diesen Belangen war sie sehr strikt und absolut.

Zu meinem Vater sagte sie: »Ich bringe es nicht übers Herz, Daniell da hinzuschicken. Das Kind wächst hier frei in der Natur auf, und in dieser Einrichtung kommt er gleichsam in eine Abstellkammer. Ganz zu schweigen von dem Inhalt, der sich in dieser Kammer befindet.«

»Gibt es denn eine Alternative?«, fragte mein Vater.

»Ich habe da einen Waldorfkindergarten gefunden... er ist gerade eben erst gegründet worden.« Meine Mutter formulierte es etwas vorsichtig, denn ihr war bekannt, was oder vielmehr wie wenig mein Vater von der Waldorfpädagogik hielt. Aufgrund seiner negativen Erfahrungen hatte er meiner Mutter stets nur Negatives erzählt, worauf sie sich gesagt hatte: »Sollten wir jemals ein Kind haben – in so eine Schule wird es bestimmt nicht kommen.« Trotz der ablehnenden Haltung meines Vaters und der anfänglichen Skepsis meiner Mutter trieb sie dennoch innerlich etwas auf die Suche nach einem anderen, eben einem Waldorfkindergarten, obwohl sie gar nicht wusste, ob es einen solchen überhaupt gab.

Als sie ihn in Salzburg fand und darüber mit meinem Vater sprach, fügte sie hinzu: »Es geht ja erst einmal nur um den Kindergarten, nicht um die Schule.« Ihre Beschwichtigung war Taktik, denn im Grunde hatten die Aussagen meines Vaters über seine Waldorferfahrungen meine Mutter nicht weiter beeindruckt.

Mein Vater nickte, dass er seinen Sohn auch nicht in eine »Abstellkammer« stecken wollte. Meine Mutter war derart begeistert von den Erzieherinnen, dem Flair der Räumlichkeiten, den Spielsachen und dem Garten mit den vielen Bäumen, Haselnussbüschen und dem Sandkasten, dass sie ihrem Mann gegenüber mit Nachdruck äußerte: »Unser Sohn kommt in diesen Kindergarten! Das ist beschlossene Sache.«

Das Haus, in dem der Kindergarten untergebracht war, lag mitten in der Stadt. Es war alt, leicht baufällig, mit viel Holz im Schweizer Stil gebaut, hatte viele interessante verschlossene Türen und dunkle Gänge, feuchte und geheimnisvolle Kellerräume und knarrende Treppen. In jedem Winkel konnte man immer wieder etwas Neues entdecken, fast wie in der Mühle. Eigentlich ein Paradies, aber ehrlich gesagt: Ich ging nur selten dorthin. Es war ein netter Ort, man konnte da spielen, aber ich freute mich immer auf den Augenblick, wenn ich abgeholt wurde. Zu Hause konnte ich einfach noch viel besser spielen. Da waren meine Schafe, die Hasen, auch die Ringelnattern, die ich zu gern beobachtete, wenn sie sich durch die Wiesen schlängelten. Und am allerschönsten war es, wenn Freunde aus dem Kindergarten zu mir zur Mühle kamen und wir auf Bäumen klettern, irgendwelche Rohrleitungen verlegen oder alle im Pool schwimmen konnten.

Ein Erlebnis, das mit dem Kindergarten verbunden war, werde ich nie vergessen. Eines Tages kam einer meiner Freunde nicht mehr in den Kindergarten. Er war meist von seinem Vater gebracht worden, wie auch ich. Schließlich hörten wir, dass dem Vater etwas ganz Furchtbares passiert sei, er sei bei einem Verkehrsunfall mit seinem Porsche ums Leben gekommen. Für mich war es das erste Mal, dass ich begriff, Menschen würden nicht ewig leben. Zwar hatte ich schon tote Tiere gesehen, aber dass meine Eltern einmal sterben würden, meine Großeltern und auch ich selbst, darüber hatte ich zuvor noch nie nachgedacht. Und dass man in einem Auto sterben konnte, das mit dem Namen meiner Familie verbunden war – das beschäftigte mich noch lange. Das war eine Tragik, die ich spürte, aber längst noch nicht umfassend verstehen konnte.

Später machte ich auch die Erfahrung, dass selbst Häuser sterben konnten. Denn das alte Schweizer Haus, in dem mein Kindergarten untergebracht war, konnte irgendwann nicht mehr vermietet werden. Der Kindergarten war in ein neues Gebäude umgezogen, und das alte, das am Rande einer Wohnsiedlung lag, verfiel. Es stand leer, niemand kümmerte sich darum. Schließlich brannte es ab, als Landstreicher und Sandler darin lebten und im Winter, als ihnen kalt war, unachtsam ein Feuer entzündeten. Ein Wiederaufbau nach den Löscharbeiten hatte sich anscheinend nicht gelohnt. Fahre ich heute an dem Grundstück vorbei – die Ruine ist längst abgerissen, und jetzt steht dort ein moderner Wohnkomplex –, winke ich in Gedanken dem alten Haus mit seinen noch älteren Bäumen zu.

Als ich dann sieben Jahre alt war, stellte sich die Frage nach der Schule. In dem Haus, in dem der Kindergarten damals untergebracht war, wohnten auch einige Waldorfpädagogen, die gerade dabei waren, in Salzburg eine Waldorfschule ins Leben zu rufen. Unten, im Keller des Hauses, wurde bereits – von der Stadt geduldet – eine kleine Gruppe von Kindern unterrichtet. Da immer mehr Schüler hinzukamen, entwickelte sich die Notwendigkeit, eine richtige Schule zu gründen.

Meinen Vater interessierten diese Entwicklungen nicht, seiner Vorstellung nach sollte ich jetzt eine öffentliche Schule besuchen. Das war für ihn selbstverständlich, und er würde seinen Willen durchsetzen. Meine Mutter erhob zunächst keine Einwände, da die Waldorfschule, an deren Gründungssitzungen sie hin und wieder teilgenommen hatte, erst im Entstehen war. Es gab bereits drei Lehrer für drei Klassen, aber noch kein passendes Gebäude. Daher musste ich zu Schulbeginn bei den Ursulinen anfangen. Nach dem ersten Gespräch zwischen den Lehrern und meinen Eltern war meiner Mutter klar, dass ich in dieser

Schule nicht bleiben würde. Selbst mir erschien die Situation bei den Ursulinen ausweglos. »Bitte, ich gehe auf jede andere Schule, aber nehmt mich aus dieser«, flehte ich meine Mutter an. Ich ertrug den absolut autoritären Stil nicht. Ich konnte mir nicht vorstellen, hier mein Dasein als Schüler zu fristen – »fristen«, das war genau das treffende Wort für meinen emotionalen Zustand.

Mein Vater brauchte einige Überlegungen, bis er mir meine Bitte gewährte. Meine Mutter blickte mich nur eindringlich an. Mit vierzehn Tagen Verspätung fand die Salzburger Waldorfschule, die sich heute Rudolf-Steiner-Schule Salzburg nennt, ein Einfamilienhaus in St. Jakob am Thurn, in das sie umgehend einzog und den Unterricht zusammen mit mir als einem der ersten Erstklässler begann. Wenn es keine schicksalhafte Fügung war, bedeutete diese Schuleröffnung in einem Einfamilienhaus ganz in der Nähe meines heutigen Wirkens in St. Jakob am Thurn zumindest meine Rettung.

Den Wechsel vollzog ich – wie bereits erwähnt – in der zweiten Schulwoche. Trotz der abneigenden Haltung meines Vaters gegenüber dieser Schulart hatte er schließlich zugestimmt – nach dem Motto: »Na ja, wenn der Junge sich dort wohlfühlt, kann er die ersten Klassen dort verbleiben. Danach schauen wir weiter.« Mein Vater hatte verstanden, was mich bedrängte – und mich deshalb wieder »freigelassen«.

Ich kann mich noch gut an meinen ersten Schultag erinnern. In dem Schulheft, das wir erhielten, durften wir als Erstes eine Krumme und eine Gerade malen. Dadurch wurde für uns erlebbar, dass alles in unserer gegenständlichen Welt aus Krummen und Geraden besteht. Der Anfang, der Ursprung, die Grundlage und das Fundament für die Zukunft.

Die erste Klasse hatte Unterricht in einem Wohnzimmer mit offenem Kamin, die zweite Klasse war im Schlafzimmer untergebracht, die dritte im Arbeitszimmer. Die Küche diente als Garderobe, und Eurythmie hatten wir in der provisorisch dafür umgebauten Garage. Ein Lehrerzimmer gab es eigentlich nicht. Turnen fand, wenn überhaupt, sehr spartanisch im Freien und ohne Geräte statt. Grundsätzlich waren die Mittel bescheiden und vieles sehr improvisiert. Alles war in den Anfangszuständen, aber gerade diese Tatsache schuf bei mir einen Ausgleich zu vielen Dingen in meinem Leben, die eben wirklich anders waren als bei den meisten anderen Kindern. Man muss sich nur vorstellen, in welch perfektem Umfeld – zumindest physischer Natur – ich aufgewachsen bin. Eine Improvisation und eine Reduktion auf das minimal Notwendigste im Rahmen des neuen Schulgebäudes war für mich ein richtiger Segen. Es war sozusagen der Ausgleich zwischen meinem Alltagserlebnis von Zuhause und dem Gegensatz der Schule, der vielleicht nicht der alltäglichen Realität, aber doch vielen Bereichen des Lebens entsprach. An dieser Schule war eben nichts fertig. Man konnte den Aufbau und das Streben der Lehrer und Eltern noch richtig mit Haut und Haar erleben.

Einmal wurde ein Mitschüler aus der dritten Klasse auf dem Schulweg und beim Überqueren der schmalen Zufahrtsstraße von einem Auto erfasst, in die Luft geschleudert und auf den Randstein geschmettert. Als mein Vater mich an diesem Tag zur Schule brachte und in die Zufahrtsstraße einbiegen wollte, war dort ein riesiger Menschenauflauf. Auch die Rettung war da. Mein Vater fuhr möglichst zügig an der Unfallstelle vorbei. Er wollte mir diesen Anblick ersparen – trotzdem war es ein Schock für mich, auch wenn ich wusste, dass der Junge überleben würde. Zum Glück war an diesem Unfall kein Porsche beteiligt, dachte ich bei mir, aber dennoch hatte ich das Gefühl, alle würden auf mich schauen, weil unsere Familie Autos baute, mit denen auch Menschen verletzt werden können. Dieses Schuldgefühl wurde ich lange nicht los.

Als ich in die zweite Klasse kam und eine neue erste nachrückte, wurde es in dem Wohnhaus zu eng. Wir zogen in ein Mehrfamilienhaus in Salzburg-Mayrwies um – ganz in die Nähe der heutigen Rudolf-Steiner-Schule.

Zumindest konnten nun die einzelnen Klassen gut untergebracht werden. Da unser Lehrer jedoch nicht mitging, wurden wir, bis bald darauf ein neuer kam, von der Lehrerin der dritten Klasse mit unterrichtet. In einem Raum, als doppelte Klasse, die eine Tafelhälfte für die Klasse über uns, die andere für uns Zweitklässler. Ich konnte nur staunen, wie unsere neue Lehrerin alles unter einen Hut brachte.

Mit den Jahren wurde unsere Klassengemeinschaft immer fester, wobei der Kern aus willensstarken und durchsetzungsfähigen Individualisten bestand, die immer dann zusammenhielten, wenn es »um die Wurst« ging. Meinem Vater schien das Schulkonzept nun doch soweit zu gefallen, denn er verlor kein Wort mehr über einen möglichen Übertritt auf eine öffentliche Schule. Und so blieb ich bis zum Abitur auf der Waldorfschule. Wie sehr er sich für diese Schule letztlich interessierte, zeigte sich daran, dass er sie immer wieder finanziell unterstützte, damit sie überleben konnte. Meine Mutter war sowieso davon überzeugt, mich weiter auf der ersten Salzburger Rudolf-Steiner-Schule zu belassen – für sie war es auch die Chance, tiefer in die Waldorfpädagogik einzusteigen.

Meine Mutter hatte im Laufe ihrer Ehe mit meinem Vater einen ausgeprägten Sinn für andere Sichtweisen entwickelt. Lange Zeit litt sie unter einem starken Hautausschlag an den Händen, der sich laut Aussage der Ärzte nicht heilen ließe. Damit müsse sie auf Dauer leben, wurde ihr gesagt, und man verschrieb ihr jedes Mal nichts anderes als Cortison. Aber offene und wunde Hände waren für meine Mutter undenkbar. Mehr durch Zufall stieß sie damals auf die Schüßler-Salze, eine Heilweise über Mineralien, die der Arzt Wilhelm Heinrich Schüßler im 19. Jahrhundert entwickelt hatte. Mit diesen Salzen, die in homöopathischen Dosen verabreicht werden, wurde die Erkrankung meiner Mutter sehr rasch geheilt, nachdem es zuvor noch zu einem regen »Ausblühen« kam. Seitdem gab es für sie zu den entsprechenden Notwendigkeiten der klassischen Medizin fast nur noch alternative Heilmittel der Homöopathie, später auch der Anthroposophie. Und angesichts meiner vielen Verletzungen im Alltag, die sich beim Werken einfach nicht vermeiden ließen und durch deren Verarzten sie zu einer großen Meisterin auf diesem Gebiet geworden war, versorgte sie meine Wunden und Blessuren fachgerecht mit ihren Salben und Tropfen aus dieser komplementären Medizin.

Seit der Heilung ihrer Hauterkrankung war es ihr ein verstärktes Anliegen, Strahlungen jeglicher Art von unserem Haus fernzuhalten und alles so natürlich wie möglich zu gestalten. Dazu gehörte auch, dass sie Tag für Tag in unserem Gemüsegarten herumwerkelte, später immer mehr nach biologisch-dynamischen Prinzipien. Sie erklärte mir: »Wenn ich ordentlich jäte, bio-dynamische Präparate verwende und ausbringe, ernte ich kräftig schmeckende Gurken, pralle Radieschen, knackige Karotten und einen guten Salat ohne Kunstdünger und mit mehr Lebenskraft. Oft muss man etwas lange vorbereiten, damit hinterher ein gutes Ergebnis herauskommt.« Aß ich zu Mittag Karotten oder einen Gurkensalat, musste ich stets daran denken, wie meine Mutter sich über Monate um das Gemüse gekümmert hatte, bis hin zum Waschen und Kleinschneiden. Wie viel Arbeit dahinter steckte! Sie vermittelte mir einen vollkommen anderen Zugang zur Natur und ihren Produkten, als ich es von meinem Vater je erfahren hätte. Aus seiner Familie hätte wohl niemand Kartoffeln oder Gemüse und Obst selber angebaut – das brauchte man nicht, das war nicht nötig, die konnte man doch in jedem Geschäft besorgen.

Nur im Gewächshaus meiner Stuttgarter Großeltern wurden Tomaten gezogen, und das erschien mir auch eher wie eine Liebhaberei. Kartoffeln konnte ja jeder anbauen, Tomaten und Kräuter aus dem eigenen Garten waren damals dagegen eine größere Besonderheit.

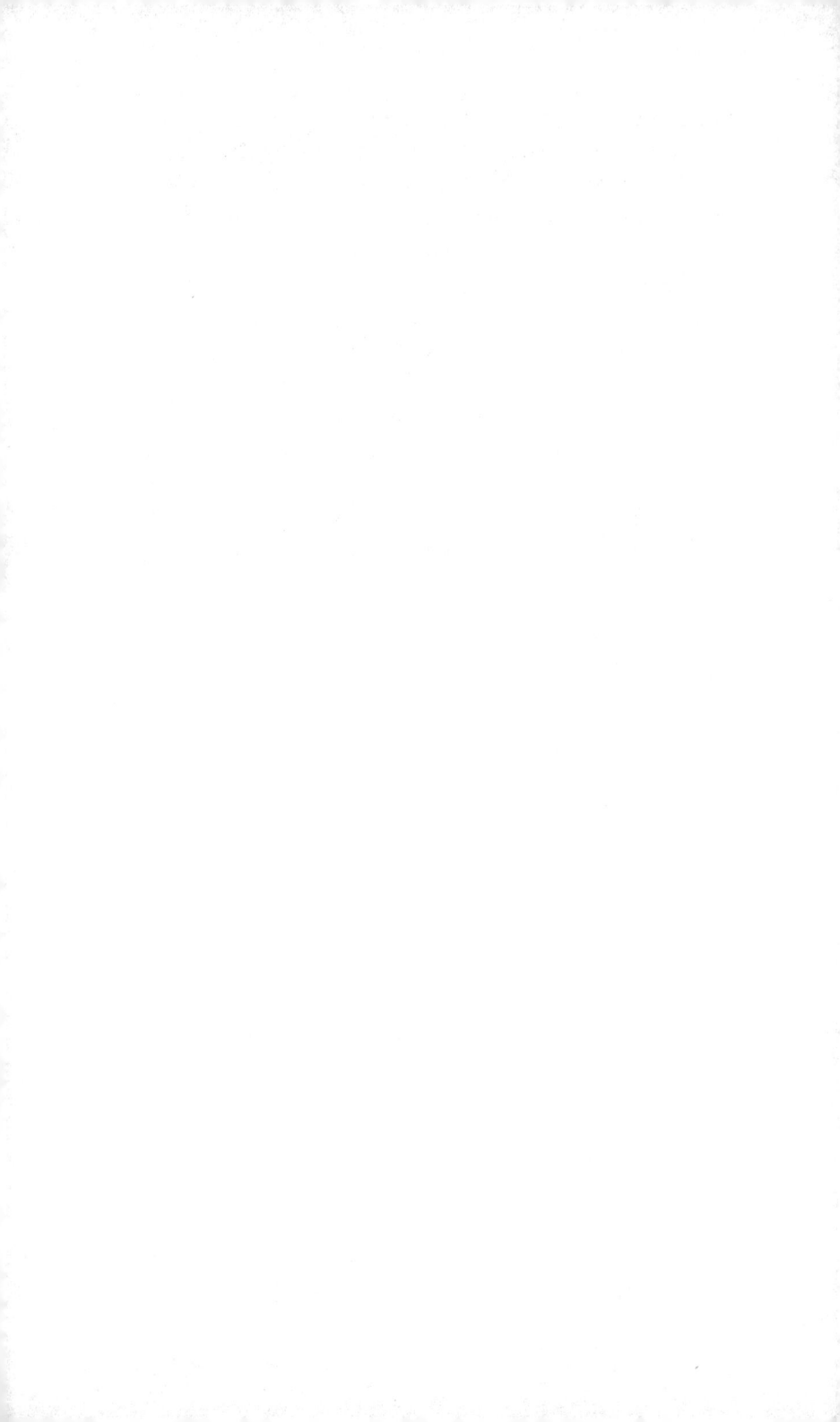

Großeltern
aus unterschiedlichen Welten

Einen sorgsamen Umgang mit Dingen vermittelte mir Großvater Ernst, ein Mensch mit großem Tatendrang. Stark gebaut, war er noch in hohem Alter sehr rüstig, mit zupackenden schönen Händen, einem freundlichen Gesicht, das gern ein verschmitztes Lächeln zeigte. Sein Kopf mit dem weißen Haar war prägnant. Breite Schultern, darunter ein enormer Brustkorb. Er war nicht übermäßig groß, dennoch wirkte er von Gestalt kräftig. Im Alter ging er leicht gebeugt, was er auszugleichen versuchte, indem er die Knie nach vorn drückte. Es bedeutete ihm viel, aufrecht zu gehen, so gut es irgend möglich war. War an einem Hemd oder an einer Hose ein Knopf abgerissen, nähte er ihn eigenhändig wieder an, waren ihm die »modernen Unterhemden« zu kurz, verlängerte er sie mit breiten Streifen eines Baumwoll- oder Wollstoffs. Unterhemden konnten ihm nicht lang genug sein, man musste sie ordentlich in die Hose stecken können, nur so vermochten sie den Becken- und Hüftbereich warm zu halten – er wurde sechsundneunzig Jahre alt.

Mit zwölf Jahren hatte er seine leibliche Mutter verloren, was ihn sehr betrübte. Nach ihrem Tod nahm sein Vater sich eine neue Frau, und die Stiefmutter verhielt sich ihm und seinen Geschwistern gegenüber garstig, behandelte die »Stiefkinder« viel schlechter als die leiblichen Kinder. Obwohl sie ein gutgehendes Gasthaus hatten, verließ er diese Familie. Nach der Hauptschule begann er eine Lehre bei einer Fleischhauerei, obwohl er gerne zur See gegangen wäre. Später wurde er sogar Meister in diesem Beruf. Durch den Liebesentzug in der Jugend suchte er Zeit seines Lebens viel Zuspruch und freute sich, wenn er gelobt wurde. In meiner Großmutter fand er eine Frau, die aus ähnlich schwierigen Verhältnissen stammte. Unehelich geboren, in einer reichen Familie aus Hallein nahe Salzburg großgezogen, die dort mehrere Häuserzeilen und eine Bank besaß. Zu dieser Zeit war ein uneheliches Kind eine Schande. Die beiden – meine Großeltern – passten gut zusammen, liebten sich und bekamen drei Kinder – meine Mutter, meinen Onkel Hans und meine Tante Mathilde. Von den Einnahmen des Fleischer- und Delikatessengeschäfts, das sie betrieben, konnten sie nach ihren Vorstellungen gut leben.

Während mein Großvater im Zweiten Weltkrieg als Soldat diente, musste Großmutter Mathilde sehen, wie sie ihre Kinder in all den Kriegswirren durchbrachte. Der erste Luftangriff auf Salzburg und Umgebung fand am 16. Oktober 1944 statt, danach folgten weitere. Sirenen, Tiefflieger, Bombenalarm, Bombenabwürfe – mit den Kindern an der Hand und ein paar Habseligkeiten auf einem Leiterwagen ging es zwanzig Minuten zu Fuß in einen nahegelegenen Stollen.

Ich war sehr häufig bei meinen Großeltern, lebte wochenlang bei ihnen, bis die alte Mühle bezugsfertig war oder bis nach dem Einbruch die Spurensicherung und das Aufräumen und Säubern der Zimmer abgeschlossen wurde. Das Haus der Großeltern lag an einer wenig befahrenen Nebenstraße, links und rechts vom Eingangstor standen zwei riesige Kastanienbäume. Da mein Opa beide Weltkriege miterlebt hatte, erzählte er oft davon. Doch immer wieder bekam ich den Eindruck, er wolle die großen und übergreifenden Zusammenhänge des Dritten Reichs nicht wahrnehmen. Was heißt: Vieles, zu vieles, konnte er nur als gut sehen.

Der »Anschluss« Österreichs an Hitler-Deutschland im März 1938 war von nicht wenigen Staatsbürgern begrüßt worden. Noch lange nach dem Krieg konnte man alte Schwarzweißpostkarten von Salzburg kaufen, auf denen an vielen Gebäuden schwarze Flaggen zu erkennen waren. Einst trugen die Fahnen das Hakenkreuz, und die hellen Flecken darum waren mit schwarzem Stift retuschiert worden – direkt auf dem Negativ. So konnten die Stadtaufnahmen wieder vervielfältigt und als Ansichtskarten verkauft werden. Salzburgs Verbindung und Nähe zum Nationalsozialismus wird noch heute gern verdrängt, man will diesen Teil der Geschichte nicht wahrhaben.

Das war auch der Eindruck, den ich von meinem Großvater erhielt, wenn ich ihn über Hitler und das Dritte Reich ausfragte. Als Soldat, so erzählte er, sei er bis nach Russland gekommen, sei durch Sümpfe gewatet, während rechts und links von ihm Granaten und Bomben einschlugen, explodierten oder lautlos im Sumpf versanken. Ein Gewehrschuss hätte ihn fast getötet, berichtete er weiter, streifte aber nur seine Uniform – zum Beweis zeigte er mir einen verbeulten Knopf, den er aufbewahrt hatte. Viele seiner Kameraden wurden direkt neben ihm erschossen oder starben, weil sie die Strapazen nicht durchhielten, als sie in russische Gefangenschaft kamen. Im Gefangenenlager, berichtete er, sei es wegen einer Maus zu regelrechten Schlägereien darüber gekommen, wer sie – wohlgemerkt lebend und roh – essen dürfte. Die Schuhsohlen wurden gekaut, nur um irgendetwas zwischen den Zähnen zu haben.

Mich interessierten seine Geschichten, und genauso begierig nahm ich die Stimmungen auf, die mit seinen Schilderungen einhergingen, seinen Erlebnissen und Erfahrungen. Ich lauschte ihm, wenn er berichtete, wie er in einem Graben lag und Panzer über ihn hinwegrollten. Wie die Panzerfahrer ihre Kettenfahrzeuge direkt über der Grube drehten, bis das Erdreich zusammengescharrt war. Sie wussten, dass sich in den Gräben oft Soldaten verschanzten – und sie wussten auch, dass sie den Gegner auf diese Weise lebendig begruben.

Damals, als Schuljunge, bewegte mich besonders ein Aspekt: Was musste geschehen, dass sich Menschen gegenseitig umbrachten? Warum zog man freiwillig in den Krieg und tötete Menschen mit Gewehren und Panzern, Bomben und Granaten? Nur um sein Vaterland zu retten? Aber riskierte man deswegen als Einzelner sein eigenes Leben, zum Schutz eines Staates oder einer Ideologie, die mir abstrakt erschien? Dieses nationalistische beziehungsweise enthusiastische Denken kam mir seltsam vor. Meine Eltern vermittelten mir kein solches Bild von dem Land, in dem ich zur Welt gekommen war. Aber anscheinend, überlegte ich, war es früher anders gewesen, da hatte es eine große Bedeutung: mein Haus, mein Salzburg, mein Österreich, mein Reich. In dieser Tradition jedenfalls schien mir mein Großvater mütterlicherseits verhaftet zu sein. Er erzählte mir auch, dass Österreich einst so groß gewesen sei, dass die Sonne in diesem Land niemals unterging. Damals glaubte ich ihm, doch als ich mir den früheren Grenzverlauf einmal genauer im Atlas anschaute, konnte ich mir nicht mehr vorstellen, dass die Sonne in Österreich wirklich nie untergegangen war. Vielleicht verschwand die Dämmerung nie völlig, das war denkbar. Aber alles andere war eindeutig Propaganda, auf die mein Opa Ernst damals reingefallen ist.

Mein ehemaliger Physiklehrer erzählte mir einmal von einem Mann, der als Radiosprecher arbeitete und ab 1939 die Kriegsmeldungen von der Front verlesen musste. Jedes Mal, wenn er das Mikrofon eingeschaltet hatte, räusperte er sich. Eines Tages sprach ihn sein Chef darauf an: »Sie können Ihr Räuspern wirklich lassen, das tut bei diesen Meldungen nichts zur Sache.« Der Sprecher erklärte: »Wenn ich mich räuspere, weiß meine Familie zu Hause, dass ich noch lebe und alles in Ordnung ist. Wenn ich es nicht mehr tue, könnten es auch aufgezeichnete Nachrichten mit meiner Stimme sein.« Mir zeigte diese Erzählung, dass dort, wo es Nöte gab, der Erfindungsgeist einsetzte. Tricks wurden geboren, auf die man in normalen Zeiten vielleicht nie gekommen wäre.

Durch Großvater Ernsts Erinnerungen, denen ich stets mit großer Spannung begegnete, aber zugleich auch mit Skepsis und dem Wunsch, etwas mir Fremdes verstehen zu wollen, begriff ich, dass die Faszination des Kriegs nicht nur mit dem Töten zu tun hatte, sondern auch mit einer Faszination des Technischen – und die hatte mit meiner Familie zu tun. Aber damit setzte ich mich erst auseinander, als ich älter war.

Die Erfahrungen, insbesondere die des Zweiten Weltkriegs, hatten bei Großvater Ernst zu Sparsamkeit und Einfallsreichtum geführt. Es gelang ihm, aus dem Nichts ganz vieles zu machen. Das war ihm geblieben, und auch ich habe davon manches übernommen. Allerdings eine Sparsamkeit an anderen Stellen. So wusste mein Großvater selbst mit den einfachsten Gegenständen etwas anzufangen. Bretter, die Handwerker auf den Müll geworfen hatten, holte er, zog die Nägel heraus und reinigte sie vom Beton, wenn es Schalungsbretter waren. Danach klopfte er die Nägel gerade und tunkte sie in Talg, damit sie nicht oder nicht weiter rosteten. Anschließend kamen sie in eine Schale zur Wiederverwendung. Und mit den Brettern, erklärte er mir, könnte man im Garten immer wieder das eine oder andere ausbessern.

Sein geprägter Umgang mit den Dingen zeigte sich noch in einem anderen Bereich. Von meinem Vater bekam Opa Ernst alle zwei Jahre ein verbilligtes Auto. Das erste Modell, an das ich mich dunkel erinnere, war ein VW Käfer, ozeanblau metallic, danach folgte ein Passat, später verschiedene Golf-Modelle. Ich weiß noch, wie ich auf seinem Schoß sitzend rückwärts aus der Garage rollen dufte und dabei mit meinen kleinen Händen das Lenkrad umfasste. Dieses Lenkrad war schon etwas Besonderes: Es hatte eine Ummantelung aus Fellstücken, die mein Großvater selbst zusammengenäht hatte. Das hatte aber nichts mit einem exzeptionellen Design zu tun, sondern ersparte ihm, im Auto zu heizen, denn das hätte ja mehr Sprit gekostet – so die Denkweise meines Großvaters. Seine kräftigen Hände blieben durch den Griff ins wuschelige Fell warm, darum ging es, das war die Hauptsache. Dass aber ein warmer Automotor ohnedies Wärme abgibt, entweder ins Innere des Fahrzeugs oder an die Luft nach außen, war ihm nicht klarzumachen.

Weil er so selten die Heizung anmachte, roch es im Auto stets ein wenig feucht und muffelig. Im Wagen meines Vaters roch es hingegen nach frischem Leder. Im Targa meiner Mutter dominierte der Geruch nach Gemüse und anderen Lebensmitteln nach dem Einkaufen, und die Autos meiner Stuttgarter Großeltern Ferdinand und Dorothea Porsche – eher Chauffeurskarossen, in denen ich selten mitfuhr – waren geprägt von den Duftnoten ihrer Parfüms.

Großvater Ernst sparte auch am Benzin, indem er den Gang herausnahm, wenn er bergab fuhr, um die Drehzahl des Motors nicht zu erhöhen. Sicherlich brachte das etwas, aber bestimmt nur minimal. Ich gab ihm zu verstehen: »Opa, wenn man die Motorbremse nicht verwendet, braucht man stattdessen mehr Bremsbeläge. Das kostet ebenfalls Energie und Geld.« Es war typisch für ihn, dass er viele Dinge aus Tradition und Gewohnheit fortführte, aber nicht weiter überlegte, ob man es nicht einmal unter einem anderen Blickwinkel betrachten sollte.

Hatte ich gelernt, jede Situation neu zu betrachten und das möglichst Sinnvollste dafür auszuforschen – die ersten Züge meines teilweise sehr unangenehmen Perfektionismus kamen allmählich ans Tageslicht –, blieb bei ihm alles so, wie er es einmal für richtig befunden hatte, und das übertragen auf die verschiedensten Lebensbereiche. Das Auto, das er gerade besaß, sollte sich am besten kaum von dem unterscheiden, auf dem er vor Jahrzehnten Fahren gelernt hatte. Wenn ich ihm riet, doch einmal die Bedienungsanleitung von einem Gerät durchzulesen oder es sich wenigstens erklären zu lassen, schüttelte er nur den Kopf, das habe er nicht nötig. Als er in späteren Jahren einen meiner Traktoren anließ, wusste er nach Inbetriebnahme nicht mehr, wie er ihn abstellen sollte. Er kannte bisher nur Benzinmotoren und wusste deshalb nicht, dass man bei einem Dieselfahrzeug manchmal einen sogenannten Stopphebel betätigen musste, um den Motor zum Stillstand zu bringen; es funktionierte nicht über den Zündschlüssel, wie es ihm vertraut war. Auf diese Weise kam es zu manch lustigen Begebenheiten zwischen uns, die er allerdings stets mit Humor nahm, die ihn aber auch ärgerten, weil der Jüngere es besser wusste als der Ältere.

Doch gab er mir auch Wissen weiter. So zeigte er mir, wie man mit dem Schnitzmesser umging, wie man es schliff und schärfte, wie man Wurst und ein wunderbares Knoblauchkräutersalz machte. Bei ihm lernte ich, Tiere zu schlachten, Ringelblumen- und Arnikasalben anzusetzen, mit den jeweiligen Blütenessenzen sowie einer Mischung aus Olivenöl und Bienenwachs. Alles Pi mal Daumen, ohne genaue Rezeptur, jedoch mit garantierter Heilwirkung. Vor einiger Zeit habe ich zusammen mit meiner Tochter Aurelia eine Ringelblumensalbe angesetzt, frei nach dem Bauchgefühl meines Großvaters – und es ist gelungen.

Er brachte mir schon sehr früh, mit vier Jahren, Fahrradfahren bei und stieg mit mir auf Berge, anlässlich meines sechsten Geburtstags auf den kleinen Barmstein, einen Berg in der Nähe meines großelterlichen Hauses. An diesem Tag bekam ich von meinen Eltern einen Hochstand geschenkt, der im Garten von Oma und Opa Ernst aufgestellt wurde. Wie gesagt, ich wollte immer hoch hinaus. Stundenlang saß ich dort und beobachtete unbemerkt Nachbarn und vorbeigehende Menschen. Zumeist aber vom Dach des Hochstandes aus.

Durch die geradegeklopften Nägel oder die aneinandergenähten Fellteile begriff ich, dass es eine Welt gab, in der die kleinsten Gegenstände nicht selbstverständlich waren. Wobei es allerdings nicht so war, dass bei meinen Großeltern Porsche alles in Hülle und Fülle zu haben war und zudem noch protzend präsentiert wurde. Sie hatten zwar eine Köchin und einen Gärtner, einen Chauffeur und Reinigungskräfte, und es gab dort, wenn ich mit meinen Eltern bei ihnen zu Besuch war, jeden Morgen frische Brötchen und Brezeln. Das gehörte zum Stand, ihnen wäre nie in den Sinn gekommen, hartes Brot kleinzuschneiden und in salzige Milch zu tunken – wie meine Halleiner Groß-mutter es immer tat, um nichts wegschmeißen zu müssen. »A Mülisupp'n«, wie sie sagte. Doch letztlich wurde in bei-den Familien nie etwas zum Fenster hinausgeworfen – Werthaltigkeit habe ich von beiden Seiten erfahren, wenn auch in unterschiedlicher Ausprägung.

Meine Halleiner Großmutter, zierlich, mit einem feinen Gesicht, mittelgroß, war für mich ein Zufluchtsort. War ich hingefallen und hatte mir die Knie aufgeschlagen oder hat-te ich sonstigen Kummer, steckte sie mir ein kleines Stück Schokolade in den Mund, das sie aus den tiefen Taschen ihrer Schürze hervorholte. Beim Kochen ließ sie mich zu-schauen, manchmal bereiteten wir auch gemeinsam etwas vor. Ihre Palatschinken erhitzte sie in Eisenpfannen, die sie auf einen Holzherd stellte. Und ich bin davon überzeugt, dass sie jeweils anders schmecken, abhängig davon, ob man sie in einer Stahl-, Teflon- oder Eisenpfanne macht und ob man die Pfanne auf einen Gas- oder Elektroherd oder eben ein Holzfeuer stellt. Jeweils Letzteres schmeckt am besten. Das betrifft auch andere Speisen, nicht nur die Palatschinken. Klar: Physikalisch gesehen ist Energie nichts anderes als eine Molekularbewegung, aber den-noch brennt Holz anders als Strom, hat eine andere Wär-mequalität. Ich habe es selbst getestet: Duschen mit Was-ser aus einem Warmwasserboiler mit Elektropatrone ist anders als Duschen mit Wasser, das durch Sonnenkollek-toren erhitzt wurde. Die Aufbereitung von warmem Was-ser mit Gas, Holz oder Strom wirkt sich zum Beispiel auf das elektromagnetische Feld aus, und damit wird auch eine unterschiedliche Information ans Wasser abgegeben. Kann man bislang noch nicht alle grob-, fein- und unstoff-lichen Unterschiede feststellen, heißt das noch längst nicht, dass der Mensch nicht irgendwann in der Lage sein wird, diese Erkenntnisse mess- und beweisbar, sichtbar, hörbar oder spürbar zu machen. Ich bin davon überzeugt, dass dies ein Bereich ist, in dem es noch viel zu erforschen gibt.

Nachdem wir in der Schule die vergangenen Kulturepochen durchgenommen hatten und mit dem Ersten und Zweiten Weltkrieg in der Gegenwart angelangt waren – obwohl es mir schien, als wäre der Zweite Weltkrieg sehr weit entfernt –, kam der Moment, in dem ich mich der Erzählungen meines Halleiner Großvaters erinnerte. Halt! Da gab es doch in unserer Familie noch Zeitzeugen. Meine Mutter, so fiel mir ein, hat sich ungefähr in einem Alter, in dem du jetzt bist, in einem Stollen verschanzt, aus Angst vor Flugzeugen, die über Salzburg und Hallein flogen. In deiner Heimat, hier in Salzburg, sind Bomben gefallen, von denen eine bis heute im Garten deines Vaters liegt, die bisher nicht gehoben wurde, weil der Behörde das Geld dafür fehlt. Auf einmal war der Zweite Weltkrieg nicht nur Geschichte, sondern beinharte Wirklichkeit. Ich gab mir einen Ruck, das alles nicht mehr mit einer gewissen Distanz, einem gewissen Abstand zu betrachten. Gar nicht weit von Salzburg entfernt, in der Nähe von Kitzbühel, gab es das Schloss Mittersill. Nach dem »Anschluss« Österreichs 1938 an das nationalsozialistische Deutschland war es beschlagnahmt worden und man brachte dort den »Persönlichen Stab Reichsführer SS« unter. Und 1943 zog das »SS-Ahnenerbe« in Mittersill ein. Im Schloss arbeiteten während der NS-Zeit weibliche Häftlinge aus dem KZ Mauthausen, außerdem wurde dieses »Forschungszentrum des Rassenwahns« gegen Kriegsende zum Versteck von Heinrich Himmler. Der Reichsführer benutzte Mittersill als Depot für Raubkunst, für wertvolle französische und niederländische Gemälde sowie für andere »Jagdtrophäen«. Dort wurden sogar Pferde gezüchtet, eine bestimmte Rasse aus Sibirien, sogenannte Przewalski-Pferde, mit denen Himmler die »Ostbesiedlung« aufbauen wollte – was für eine abstruse Idee. Und in Salzburg-Parsch steht bis heute die Villa Trapp. In ihren Kellern sollen Unmengen an Unterlagen aus dem Dritten Reich ruhen, die noch nicht geöffnet werden dürfen.

Erneut löcherte ich meinen Halleiner Großvater: »Hast du damals gewusst, dass der Krieg auch eine große Vernichtungskampagne von Menschen war? Dass es um den deutschen Arier ging, blond, groß, blauäugig, stark, gesund? Dass kranke, behinderte, körperlich und geistig behinderte Menschen vernichtet wurden, nicht nur Juden?« Meine Mutter hatte mir erzählt, dass sie mit einer Hüftdysplasie geboren wurde, und als meine Großmutter einmal mit ihr bei ihrem Hausarzt war, schickte der sie mit den Worten weg: »Für Krüppel haben wir nichts übrig.« Mit dem »Krüppel« war meine Mutter gemeint, eine Arierin hatte keine Hüftluxation – am besten, man »entsorgte« sie. So nahe war mir diese Problematik auf einmal gekommen, bis zur eigenen Mutter. Das so einfach hin- und anzunehmen war und ist bis heute nicht möglich.

Ich wollte von meinem Großvater Ernst Antworten auf meine Fragen. Doch ich merkte: Durch seinen Frontdienst hatte er von dem, was in seiner Heimat passierte, nicht viel mitbekommen, erst recht nicht, was auf ideologischer Ebene geschah. Für ihn war das Dritte Reich schlichtweg »gut« gewesen. Er hatte sein Land verteidigt, seine Ehefrau und die Familienangehörigen beschützt. Und er sagte das, was viele zur Begründung ihres Verhaltens während der NS-Zeit äußerten: Durch Hitler habe man wieder Arbeit gehabt, es habe Zugverkehr gegeben, Straßen wurden gebaut, Autobahnen, und die Autoindustrie boomte. Auch nach den Kriegswirren hätte sich eine Menge an innovativen und technischen Dingen entwickelt. Wenn man nur diese Seite betrachtete, wenn man nicht darauf blickte, was der Krieg an Menschenleben gekostet hat, wenn man nur die positiven Dinge sehen wollte, konnte man durchaus von Errungenschaften sprechen. Gab es vorher wenig Häuser, so gibt es jetzt viele Häuser, gab es vorher kaum Autos, fahren auf den Straßen jetzt viele Autos, existierte nur wenig Technik, konnte man nun von einer geradezu unheimlichen Technikverbesserung sprechen.

Eine Familie
und der Nationalsozialismus

»Ja, dein Urgroßvater, der hat doch mit dem Dritten Reich zu tun gehabt« – diesen Satz höre ich immer wieder. Es stimmt, dass er mit den Nationalsozialisten zusammengearbeitet hat, und es gibt viele Fotos, auf denen er mit Hitler und anderen aus dessen Umfeld zu sehen ist, etwa bei einer Waffenvorführung 1942 mit Generalfeldmarschall Wilhelm Keitel und Rüstungsminister Albert Speer, mit dem Chef der Deutschen Arbeitsfront Robert Ley und Bodo Lafferentz, dem Leiter der »Kraft-durch-Freude«-Organisation. Bejahe ich diese Aussage, folgen meist Fragen: »Wie konnte er das mit seinen Vorstellungen vereinbaren? Wie ist er überhaupt in die Nähe von Hitler gekommen? Wie war es ihm möglich, zu dem zu stehen, was er für Hitler konstruierte – den KdF-Wagen ‚Käfer‘, den Schwimmwagen, den Kübelwagen fürs Militär, Panzerentwicklungen wie die ‚Maus‘? Und wie habt ihr das in der Familie mit den Zwangsarbeitern und Entschädigungen gehalten?«

Zu all diesen Gedanken existieren verschiedene zeitgeschichtliche Unterlagen, Berichte von Zeitzeugen, Abhandlungen von Historikern. Sicher fing es damit an, dass Hitler im Februar 1933 auf der Internationalen Automobilmesse

(IAA) eine Grundsatzrede hielt. Er, der gerade zwölf Tage Reichskanzler war, lobte die deutschen Autokonstrukteure von BMW, Daimler-Benz und Auto Union, kündigte die Durchführung eines »großzügigen Straßenbauplans« an und versprach eine steuerliche Entlastung für Fahrzeugbesitzer.

Technik-Enthusiasmus und Propaganda des NS-Regimes zeigten Folgen: Trotz hoher Arbeitslosigkeit wurden verstärkt Autos verkauft, und Hitler machte im Spätsommer 1933 den ersten Spatenstich für den Bau eines Reichsautobahnnetzes. Drei Jahre später waren so viele Menschen beim Straßenbau beschäftigt, dass nicht mehr von einer Massenarbeitslosigkeit gesprochen werden konnte.

1934 gründeten Mitglieder des Reichsverbands der Automobilindustrie (RDA) eine Arbeitsgemeinschaft, die sich um die Entwicklung eines Volkswagens kümmern sollte – Hitler hatte in diesem Jahr auf der IAA erneut eine Rede gehalten, diesmal über die Idee eines Wagens für das Volk. Der RDA wiederum beauftragte meinen Urgroßvater als Konstrukteur. Er hatte Ende der zwanziger Jahre eine Unstimmigkeit mit Daimler-Benz gehabt und danach sein eigenes Entwicklungsbüro gegründet. Die Wahl fiel auf ihn, weil er Hitler nach dessen Rede Pläne eines für alle erschwinglichen Wagens zugeschickt hatte, mit einem luftgekühlten Drei-Zylinder-Dieselmotor. Wobei sich der tschechoslowakische Konstrukteur Bela Barenyi schon mit einem ähnlichen Motor im Konstruktionsbüro meines Urgroßvaters vorgestellt haben soll. Und da Hitler von diesem Modell angetan war, kam es zu dieser Entscheidung des RDA.

Als mein Urgroßvater das Auto dem Verband vorstellte, war es nicht so billig zu produzieren, wie man angenommen hatte. Er stieß auf Ablehnung, man wollte die Verantwortung für dieses Projekt nicht übernehmen. Dabei hatte er schon auf den Dieselmotor verzichtet, der das Modell noch teurer gemacht hätte. Mein Urgroßvater erreichte dann aber eine Privatvorführung bei Hitler, und der stellte sich hinter Ferdinand Porsche. Der Volkswagen sollte nun der Deutschen Arbeiterfront (DAF) überlassen werden, die sich als »Kraft durch Freude«-Organisation hervorgetan hatte, so auch als KdF-Reiseveranstalter. Die DAF rief 1937 die Gesellschaft zur Vorbereitung des Deutschen Volkswagens ins Leben, aus der später das Volkswagenwerk Wolfsburg hervorging. Während des Zweiten Weltkriegs hatten Bodo Lafferentz, der KdF-Leiter des VW-Werks, und mein Urgroßvater so viel mit den Wirtschafts- und Rüstungsbehörden zu tun, dass ein anderes Mitglied aus unserer Familie in die Geschäftsführung eintrat: Anton Piëch, Ehemann von Louise Porsche, der Tochter meines Urgroßvaters. Da in Kriegszeiten die zivile Autoproduktion an Bedeutung verlor, versuchte man, Optionen für die Rüstung zu entwickeln, so etwa den Kübelwagen. Auch Tragflächen für Kampfflugzeuge wurden im VW-Werk gebaut.

Da ich meinen Urgroßvater, der 1875 im böhmischen Maffersdorf zur Welt kam und lange vor meiner Geburt starb – 1951 in Stuttgart –, nicht persönlich fragen konnte, wie er sich über mögliche Bedenken hinweggesetzt hatte, wie politisch oder unpolitisch er als Techniker war, musste ich versuchen, mir ein eigenes Bild über sein Tun zu machen. Ich wollte nicht nur das akzeptieren, was öffentlich bekannt war. Das wiederum konnte ich aber nur, wenn ich mich mit dem auseinandersetzte, was Ferdinand Porsche meiner Meinung nach von Anfang an geprägt hatte: seine Erfindungen. Immerhin soll es rund vierhundert Patente von ihm geben. Wie ging er bestimmte Sachen an, wie liefen seine Denkprozesse ab? Daher bat ich meinen

Großvater Ferry, meinen Vater und seine Brüder, dessen ältester Bruder Ferdinand Alexander, mein Patenonkel, leider schon verstorben ist und als 911er-Designer eine große Lücke in der Familie hinterlässt, immer wieder um Antworten, wenn ich wissen wollte, wer denn mein Urgroßvater wirklich war. Was war er für ein Mensch?

Dabei erfuhr ich zum Beispiel folgende Geschichte: Wenn in der Firma etwas nicht funktionierte, wenn die Mitarbeiter nicht das umsetzten, was er forderte, nahm er seinen breitkrempigen Hut, den er stets trug, warf ihn auf den Boden und trampelte darauf herum. Ein Zeichen dafür, dass man seinem Wunsch nicht gefolgt und damit nicht zu dem Ergebnis gelangt war, das er verlangt hatte. Mein Urgroßvater hatte aber nie – so mein Eindruck, den ich durch mein Nachfragen gewann – etwas gefordert, das menschenunmöglich war, sondern lediglich den Ansporn und die Anstrengungen, die er auch sich selbst abverlangte.

Als Kind und Jugendlicher, so erfuhr ich weiter, hatte er ein sehr enges Verhältnis zu seiner Mutter, meiner Ururgroßmutter gehabt. Von ihrem Haushaltsgeld steckte sie ihm immer wieder etwas zu, wohl wissend, dass ihr Mann Anton Porsche das nicht gutheißen würde. Ferdinand verprasste es aber nicht, sondern kaufte sich von dem Geld verschiedenste »Bastelbestandteile« und Utensilien, mit denen er auf dem Dachboden des elterlichen Hauses herumexperimentierte. Was schließlich dazu führte, dass die Porsches in der Straße, in der sie wohnten, als Erste vor ihrem Hauseingang elektrisches Licht hatten. Zur damaligen Zeit, Ende des 19. Jahrhunderts, gab es in den Straßen von Maffersdorf höchstens Petroleumlampen (wie sie noch heute in Wien an einigen Stellen zu sehen sind). Mein Urgroßvater aber hatte in seiner böhmischen Heimat elektrisches Licht eingeführt. Er hatte geforscht und herumprobiert, und er hatte eine Mutter, wahrscheinlich ähnlich meiner eigenen, die nicht ahnte, was das Tun des Sohnes für seine Zukunft bedeutete, seinen Drang jedoch mitbekam und ihm die entsprechende Unterstützung bot. Als dann der Vater Anton Porsche, der 1845 geborene Spenglermeister, abends nach Hause kam und sah, wie vor dem Tor ein Licht funkelte, zeigte auch er sich zufrieden mit seinem begabten Sohn. Natürlich installierte Ferdinand Porsche nach der Straßenbeleuchtung zu Hause auch in der väterlichen Spenglerei eine elektrische Lichtanlage.

Einfach als Mensch wird mein Urgroßvater kaum gewesen sein. Wenn jemand Denker und Erfinder ist, kann es meiner Erfahrung nach im Innern nur verwirrend aussehen. Zu dieser Ausgangssituation kam seine Herkunft. Da seine Eltern kein Geld für eine Hochschulausbildung hatten, musste er sich weiteres Wissen, nachdem er in Wien Arbeit gefunden hatte, mühsam in Abendkursen und – ohne eingeschrieben zu sein – in Vorlesungen an der Technischen Hochschule aneignen. Nach Wien war er gekommen, da ihm 1893, als Achtzehnjährigem, eine Beschäftigung in der Vereinigten Elektrizitäts-AG Béla Egger angeboten wurde. Auch dort wirkte er an vielen elektrotechnischen Anlagen mit, rief sehr viele Erneuerungen ins Leben. 1903 heiratete er Aloisia Johanna Kaes, ein Mädchen aus dem böhmischen Dorf Purschau. Ein Jahr nach der Eheschließung kam Tochter Louise zur Welt, 1909 der Sohn Ferdinand.

In Wissenschaft und Forschung geht es immer um die Suche nach Wahrheit, die aber nur so lange wahr ist, wie man sie nicht durch eine Unwahrheit oder ein bewiesenes Gegenargument widerlegen kann. Unsere heutige Wahrheit manifestiert sich somit auf den von unseren Vorfahren erforschten Dingen. Und ich bin davon überzeugt, dass auch mein Urgroßvater nach dieser allgemeinen Wahrheit strebte. Denn nur so war es ihm möglich, in Verbindung mit den materiellen Dingen einen Schritt weitergehen zu können. Auf diesem Weg konnte er Erfahrungen machen, die ihn zu einer Persönlichkeit werden ließen. Nicht umsonst wurde er von Hitler engagiert, verschiedene technische Errungenschaften zu entwickeln. Dabei ging es nicht von Landmann zu Landmann, von Österreicher zu Österreicher. Der Historiker Christopher Kopper schrieb im *Spiegel* 32/2001: »In dem hochbegabten Techniker (Ferdinand Porsche) sah Hitler einen Schicksalsgenossen: den verkannten, verfemten Außenseiter, der sich gegen das Mittelmaß durchsetzen muss. Mit seinem schöpferischen Elan entsprach Porsche dem nationalsozialistischen Ideal des ‚schaffenden‘ Unternehmers, der sein Produkt über den Profit stellt.«

Von meinen Großeltern väterlicherseits erfuhr ich insgesamt sehr wenig über die Zeit des Nationalsozialismus, was auch daran lag, dass man sich im Hause von Ferry und Dorothea Porsche ordentlich zu benehmen hatte. Das hieß, dass man kaum über diese Vergangenheit sprach und auch sonst nur redete, wenn man gefragt wurde. Von meinem Großvater war meist nur zu hören, dass sein Vater damals wenig Kontakt zu den Mitarbeitern des VW-Unternehmens gehabt hätte, er selbst sei nur nach und nach in das Unternehmen hineingewachsen. Dabei oblag ihm, also meinem Großvater, die Erprobung des Volkswagens. Erst nach dem Zweiten Weltkrieg hätte er im Sinne seines Vaters — mein Urgroßvater war damals sechsundsiebzig, als er 1951 starb — Technik, Entwicklung und Forschung der neugegründeten Automobilfirma Porsche betreut (zuvor hatte es sich ja nur um ein Konstruktionsbüro gehandelt). Und in dieser Verantwortung hätte er das Unternehmen wie eine Familie geführt. Damit hatte er mir aber nichts Genaueres über seine eigene Haltung zur Zeit des Nationalsozialismus gesagt.

Auch in diesem Fall war es mehr ein Nachspüren, was die politische Einstellung meines Großvaters Ferry Porsche während des Dritten Reichs betraf, als dass ich es mit Gewissheit sagen könnte. Heute denke ich, dass beide, Vater und Sohn, eine ambivalente Haltung zu ihrem Tun hatten. Es gab da die Chance, Ideen durchzusetzen und eine etablierte Lebensbasis zu haben. Zum anderen gab es da aber sicher die Angst, von der mir mein Großvater erzählte. Die Angst, mit dem Regime unterzugehen. Damit war jedoch nicht nur der Untergang des Betriebes gemeint, wenn diese Vorstellung durch die zunehmenden Luftangriffe auch immer realer wurde, sondern die Angst, einen womöglich falschen Weg eingeschlagen zu haben, der zu einem baldigen Ende und möglicherweise auch zur Ermordung der Familie führen würde.

Das alles sind Aspekte, die ich zusammenfüge und in Einklang bringen möchte, wobei ich versuche, so weit es überhaupt möglich ist, mich in die damalige Situation hineinzuversetzen: Wie würde man selbst handeln, um einen Krieg zu überleben? Hätte ich mich als Konstrukteur von Adolf Hitler anstellen lassen, auch im Wissen, dass dadurch vielleicht meine Familie, meine Frau keine weiteren Probleme bekäme? Hätte mein Urgroßvater sein »Technik-Gen« ausschalten können?

Für mich zählen auch die möglichen Empfindungen, die mein Urgroßvater Ferdinand hatte, als er die VW-Werke während des Nationalsozialismus mitbegründete. Anfang 1938 begann der Bau des »Vorwerks« in Braunschweig, darauf folgte das eigentliche Volkswagenwerk im Wolfsburger Stadtteil Fallersleben. Als ich auf meiner Spurensuche die Hallen in Wolfsburg besichtigte, spürte ich noch deutlich etwas von der damaligen Stimmung. Ich sah mir auch die Holzbaracke an, in der mein Urgroßvater während des Werkaufbaus gelebt hatte. Sie liegt auf einer Anhöhe, etwas entfernt von den Hallen. Von hier aus hat man einen guten Blick auf Wolfsburg. An dieser Hütte ist der Charakter meines Urgroßvaters auszumachen: Es war ihm nicht wichtig gewesen, fein zu wohnen, in einem prunkvoll ausgestatteten Haus. Viel wichtiger war ihm ein weiter Blick. Auch das Gefühl, sich bis zu einem gewissen Grad von den Dingen distanzieren zu können. Das Familienhaus in Stuttgart, am Feuerbacher Weg, weist ebenfalls darauf hin: Es ist eher klein, dafür hoch gelegen. Natürlich hat es im Laufe der Jahre den einen oder anderen »Prunk« hinzubekommen, und für die damalige Zeit war es in dieser Villengegend am Killesberg bestimmt auch ein vornehmeres Gebäude. Aber man hatte es als entscheidend erachtet, dass es oben am Berg lag. Von hier aus konnten mein Urgroßvater und auch mein Großvater Ferry den Überblick behalten.

Natürlich hat jeder Erfinder eine moralische Verantwortung. Wenn man einen Panzer oder einen Kübelwagen für Hitler konstruierte, konnte man davon ausgehen, dass er keinen friedlichen Zwecken dienen sollte, sondern zu kriegerischen Diensten eingesetzt werden würde. Mein Urgroßvater gehörte jedoch zu einer Generation, für die Kriege »selbstverständlich« waren.

Man muss sich auch klarmachen, dass Autorennen — mein Urgroßvater hatte 1899 das Lohner-Porsche-Elektromobil konstruiert, 1902 ein Hybridauto und anschließend Sportwagen für Rennen — nichts anderes sind als Kampfwettbewerbe, eine Art, Krieg zu führen. Wer ist der Stärkere, wer der Schnellere? Wie kann ich besser werden? Genau das fragt man sich nach jedem Rennen – und jeder überlegt, was sich noch verbessern lässt: »Diesen Talon setze ich jetzt noch dort ein, jene Kapazität nutze ich weiter aus, und da gehen wir auch noch an unsere Grenzen.« Es ist ein Ausloten von Grenzsituationen, verbunden mit einem Forschertrieb, der stets nach dem Besseren sucht.

Ich bin auch überzeugt davon, dass ein Erfinder wie mein Urgroßvater es war, der seine Ziele in den Mittelpunkt seines Lebens gerückt hatte, im Moment der Entwicklung des Käfers die Dinge, die um ihn herum passierten, nicht an sich heranließ. Was nicht meint, dass er sie nicht wahrnahm. Das konnte er auch nicht, dafür befand er sich in einem zu unmittelbaren Austausch mit Hitler. Aber er konzentrierte sich auf diesen einen Punkt, die Konstruktion eines Wagens für das Volk. Im Prinzip lebte er in einer Welt, in der er die Freiheit des Denkens voll und selbstbestimmt ausspielte.

Diese Sichtweise über meinen Urgroßvater ist eine, die ich aus einem inneren Empfinden heraus spüre – ohne etwas beschönigen zu wollen. Sie drückt mein Verhältnis zu ihm aus, das ich aufgebaut habe, ohne ihn zu kennen. Er wollte das durchsetzen, wozu er sich berufen fühlte, was er meinte, schaffen zu können.

Und danach gestaltet sich auch mein eigener Umgang mit meinem Urgroßvater Ferdinand und seiner Funktion in der NS-Zeit: Weder verstecke und verschweige ich diese Tatsache, noch prahle ich damit. Dennoch habe ich versucht, meinen eigenen Weg zu finden, was diesen Teil unserer Familiengeschichte und dessen Verarbeitung betrifft.

Umgang mit der
Vergangenheitsbewältigung

Für meinen Großvater sah die Situation wieder vollkommen anders aus. Ferry Porsche musste in der Familie seinen Platz finden, was auch bedeutete, einen kleinen Machtkampf mit seiner Schwester Louise zu führen. Er hatte sie geschätzt und sehr gern gehabt, aber sie hatten sich auch nahezu täglich gestritten – wenngleich oftmals nur unausgesprochen, zu unterschiedlich waren sie in ihren Charakteren. Ihr Verhältnis zueinander bedeutete Druck. Ein Druck in dem Sinne, dass mein Großvater sich eigentlich nicht gegen seine Schwester wehren wollte, gegen ihre Kraft und Potenz, ihre Resolutheit und Aggressivität, aber auch gegen ihre Weiblichkeit. Es war ein Austarieren zwischen dem Wunsch, selbst Erfolg haben zu wollen – gerade als ein »Gründersohn« und möglicher »Kronprinz« –, und der Akzeptanz einer tief in ihm liegenden Zurückhaltung. Im Grunde hatte er nur den Wunsch nach Frieden, nach einer Familie, die zusammenhalten sollte. Und weil es ihm fremd war, sich besonders herauszustellen und zu bewähren, es aber dennoch gefordert wurde, litt er stets darunter, sich dieser Problematik stellen zu müssen. Im Großen wie im Kleinen.

Mein Großvater Ferry war ein sehr stiller und schweigsamer Mensch, so erlebte ich ihn jedenfalls. Zu Hause war Dorothea Porsche die Managerin. Wirklich hervorragend war mein Großvater darin, wenn es um technische Details ging und er von Entwicklungen träumen konnte. Bei technischen Visionen geriet er ins Schwärmen, da konnte er sich wirklich austoben, auf diesem Gebiet galt er als jemand. Hier konnte er sich sicher sein, dass man ihm Respekt zollte. Im Gegensatz zu seinem Vater wollte mein Großvater auch immer die Meinung der Mitarbeiter wissen, sein Umgang mit ihnen war nicht autoritär. Er setzte sich auch nicht stur durch, wenn die Mitarbeiter Bedenken hatten, diese oder jene Veränderung vorzunehmen.

Ferry Porsche, der am 19. September 1909 in Wiener Neustadt zur Welt kam, einer Ortschaft rund fünfzig Kilometer südlich von Wien, war in vielen Dingen das Gegenteil von seinem Vater. Zurückhaltung statt übers Ziel hinausschießend, leise im Umgang statt befehlend. Und so wird er nicht nur von der älteren Schwester Louise Druck empfunden haben, sondern auch vom eigenen Vater, der so anders war als er selbst. Eine starke Persönlichkeit, ein Alleingenie, das anderen nicht die Möglichkeit gab, in den Vordergrund zu treten, und lieber auf seinem Hut herumsprang als zu reden, wenn ihm etwas nicht passte. Das eine oder andere Mal soll Ferry auch von seinem Vater vor versammelter Mannschaft zusammengestaucht worden sein.

Schließlich erreichte er es als junger Mann dennoch, von Dr. Ing. h.c. F. Porsche anerkannt zu werden – und das in dem Moment, als sein Vater 1947 aus der Kriegsgefangenschaft nach Hause zurückkehrte. Im Juli 1945 hatte sich mein Urgroßvater mit seiner Familie auf das österreichische Porsche-Piëch-Anwesen »Schüttgut« in der Nähe von Zell am See zurückgezogen. Dort wurde er von den

Amerikanern verhaftet, als der Generalmanager von General Motors, ein Major der US-Army, Konstruktionszeichnungen von ihm »sicherstellen« sollte, und wurde für drei Monate in ein Internierungslager nach Hessen gebracht. Danach entließen ihn die Amerikaner wieder, und mein Urgroßvater kehrte nach Österreich zurück.

Doch es blieb nicht bei dieser einen Festnahme. Gerade war er auf dem Familiensitz »Schüttgut« angekommen, da erschienen die Franzosen bei ihm. Freundlichst wurde er ins Hauptquartier der französischen Armee in Baden-Baden bestellt. Der Vorwand: Es ginge um einen für ihn vielleicht spannenden Entwicklungsauftrag, darüber wolle man gern mit ihm sprechen. Der österreichische Rennfahrer Hans Stuck warnte ihn, das sei eine Falle, er solle nur ja nicht nach Baden-Baden fahren. Ferdinand Porsche ignorierte diese Warnung, sagte, der französische Industrieminister Marcel Paul wolle ein Gespräch mit ihm führen, nicht der Kriegsminister, das hätte schon seine Richtigkeit. Er machte sich auf die Reise, begleitet von seinem Sohn Ferry, seinem Schwiegersohn Anton Piëch und seinem Neffen Herbert Kaes.

In Baden-Baden angekommen, brachte man die vier in einer Villa unter. Es wurde ein Vertrag ausgehandelt, den die französische Regierung nur noch unterzeichnen sollte. Doch plötzlich änderte sich die Situation. Am 15. Dezember wurden Vater und Sohn Porsche, Piëch und Kaes von der französischen Geheimpolizei verhaftet. Sie kamen in Zellen des Gefängnisses in Baden-Baden.

Meinem Urgroßvater ging es gesundheitlich nicht gut. Die Haftbedingungen trugen dazu bei, dass sich sein Gesundheitszustand verschlimmerte, zeitweilig musste er im Städtischen Krankenhaus behandelt werden. Während mein Großvater Ferry nach drei Monaten wieder entlassen wurde, blieben mein Urgroßvater, der Mann meiner Tante Louise, Anton Piëch, und Herbert Kaes einundzwanzig Monate in französischer Gefangenschaft, die letzten Monate unter Bewachung im Hotel Sommerberg in Bad Rippoldsau. Der an sie gerichtete Vorwurf: Sie hätten während der deutschen Besetzung Frankreichs die Deportation französischer Arbeiter nach Wolfsburg-Fallersleben und die Verschleppung von Peugeot-Chefs veranlasst. Außerdem klagte der französische Justizminister Pierre-Henri Teitgen die drei Männer an, Peugeot-Maschinen abgebaut und mit ins VW-Werk genommen sowie französische Zwangsarbeiter misshandelt zu haben.

Als die drei Männer schließlich am 3. Mai 1946 aus der Haft entlassen wurden, mussten mein Großvater und sein Schwiegersohn Anton Piëch nach Paris. Die französische Automobilindustrie wollte die beiden Männer dazu bringen, ihre Kenntnisse zur Verfügung zu stellen, man beabsichtigte, einen »französischen Volkswagen« zu konstruieren. Inwieweit mein Urgroßvater bei der Entwicklung des Renault 4 CV beteiligt war und inwieweit die vorgetragenen Vorwürfe als berechtigt anzusehen sind, ist bis heute nicht endgültig geklärt.

Mein Großvater Ferry hatte nach seiner dreimonatigen Haft den Konstruktionsauftrag einer Turiner Firma ausgeführt, die bei der Firma Porsche einen Rennwagen geordert hatte. Was er dann den Italienern lieferte, war der damals technisch aufsehenerregendste vierradangetriebene Rennwagen »Cisitalia«. Urgroßvater Ferdinand lobte seinen Sohn später für die geleistete Arbeit, und zwar mit einem Ausspruch, der Legende wurde: »Keine Schraube hätte ich anders gemacht.« Ein väterlicher Ritterschlag. Erlösung und Befreiung. Immerhin war es das erste Auto, das mein Großvater ohne die Mitwirkung seines Vaters entwickeln durfte, noch dazu ein Grand-Prix-Rennwagen. Weiterhin hatte Ferry den 356er vollkommen allein konstruiert, auch eine Art Meisterbrief.

Einen großen Teil des Geldes, das mein Großvater für die Konstruktion von »Cisitalia« erhalten hatte, verwendete er für die Kaution in Höhe von einer Million Francs, die Frankreich forderte, um meinen Urgroßvater aus der Haft zu entlassen − obwohl ihn ein französisches Gericht freisprechen musste, da die Anklage angesichts von Zeugenaussagen nicht aufrechterhalten werden konnte. Doch erst nach Zahlung der Kaution kam Ferdinand Porsche im August 1947 frei.

Dass mein Großvater mit dem »Cisitalia«-Honorar seinen Vater aus der Haft holen konnte − damals war er achtunddreißig −, wird dazu beigetragen haben, als Sohn eines Clan-Gründers endgültig aus dem Schatten seines berühmten Vaters herauszutreten und seinen eigenen Weg zu gehen − ein Problem, das wohl jeder Nachkomme aus bekannten Familien kennt. Meinen Vater und mich selbst schließe ich da nicht aus. Mein Urgroßvater Ferdinand kannte es nicht in dieser Form, da sein Vater Anton Porsche ja Spenglermeister war. Verfolgt man den Stammbaum weiter zurück, waren die anderen männlichen Vorfahren mit dem Nachnamen Porsche Kleidermachermeister, Schmied, Bauern, Tuchscherer oder herrschaftlicher Amtsbote. Bei Jacobus Porsche, dem ersten nachweisbaren Porsche, der um 1600 geboren wurde, war der Beruf noch unbekannt. Doch nach dem, was man über unsere Vorfahren weiß, lässt sich sagen: Alle männlichen Nachkommen übten rechtschaffene Berufe aus, alle haben viel Fleiß, einen Willen und Durchhaltevermögen bewiesen. Noch eine andere Tradition der Porsches wird durch den Stammbaum erkennbar: Von der Vergangenheit bis in die

Gegenwart hinein haben die Familien immer mehrere Kinder gehabt.

Dass im Leben von Dr. Ing. h.c. Porsche einmal das Auto im Mittelpunkt stehen würde, lässt sich aus der Ahnentafel nicht unbedingt erschließen. Dennoch: Er hat den Mythos Porsche begründet. Und für mich ist er verbunden mit einem Wachrufen von Emotionen. Es ist ein Mythos von Eleganz und Liebe zum Detail, von Formschönheit, Schlichtheit und Zurückhaltung, aber auch von Verzicht und Niederlage, von Einsicht und Neubeginn. Das ist für jeden Porschejaner eine Herausforderung, nicht nur für die engsten Familienmitglieder, sondern für jeden, der sich als solcher wahrnimmt.

Das sind die Gleichgesinnten, die sich, wenn sie sich auf der Straße treffen, mit dem Zeichen von »Ausgezeichnet« begrüßen, mit an den Fingerkuppen verbundenen Daumen und Zeigefinger der rechten Hand – wie es einst mein Urgroßvater Ferdinand bei Rennen tat, als Ansporn für seine Fahrer.

Großvater Ferry streckte den Mitarbeitern zur Begrüßung gern die Hand entgegen. Er kannte jeden, der in der Firma tätig war, mit Namen, und auch meine Großmutter Dorothea sorgte dafür, dass es einen engen und menschlichen Kontakt zwischen Gründerfamilie und Mitarbeitern gab. Ihr soziales Anliegen kam durch ihre anthroposophische Grundhaltung in die Welt der Industrie. Zu Weihnachten ließen meine Großeltern es sich nicht nehmen, gemeinsam mit einigen Helfern den Kindern der Werksangehörigen persönlich Geschenke zu übergeben. Für beide war es selbstverständlich, dass alle, die bei der Firma beschäftigt waren, zur großen Familie Porsche gehörten. Die Fürsorglichkeit meines Großvaters zeigte sich auch darin, dass er zwar vollen Einsatz von seinen Mitarbeitern verlangte, aber auch für eine Lohnfortzahlung im Krankheitsfall sorgte, für ein dreizehntes Monatsgehalt sowie eine betriebliche Altersversorgung, lange bevor diese Maßnahmen gesetzlich geregelt wurden.

Doch auch als mein Großvater Ferry weitere eigene Erfolge verbuchen konnte, ließ er seiner Schwester Louise weiterhin den Vortritt. Dieses Zurücktreten meines Großvaters vor meiner Großtante hatte nicht mehr nur damit zu tun, dass sie so mächtig war – und das war sie inzwischen wirklich geworden, durch ihr Wirken in Salzburg: Sie hatte den Exklusivvertrieb von VW und damit den Handel mit dieser Automarke übernommen. Er tat das auch, weil es die Höflichkeit von ihm verlangte. Einer Frau hatte man nun einmal den Vortritt zu geben. Das aber führte dazu, dass Tante Louise ihre Macht ausbauen konnte. Es ging sogar so weit, dass man meinen Großvater fragte, ob er sich von seiner Schwester denn alles gefallen ließe. Doch ohne darauf zu achten, sagte er im Stuttgarter Familienwerk immer wieder: »Da muss ich erst die Louise fragen.«

Er konnte nicht anders. Er verehrte sie, er schätzte sie und fürchtete sich noch immer ein wenig vor ihr. Großvater Ferry wollte einfach keine Konflikte und ging ihnen deshalb aus dem Weg.

Auch die Entwicklung des Autohandels von Louise Piëch in Salzburg und des Werks in Stuttgart verrät viel über die Charaktere meines Großvaters und meiner Großtante. In Salzburg ging es extrem schnell voran, fast rasant, sehr strukturiert, mit vielen talentierten Einfällen. Stuttgart hatte sich dagegen lange Zeit sehr traditionell gehalten, sich erst langsam aufgebaut. Dort kamen dann nach einiger Zeit die Einflüsse meines Onkels Ferdinand Alexander hinzu, dem ältesten Bruder meines Vaters, der, ebenfalls Waldorfschüler, ein gutes Formempfinden hatte.

Er entwarf ja den Neunelfer – jenen legendären Porsche, der es mit seiner Kombination von Geschwindigkeit und formschönen eckigen und runden Designelementen nach wie vor mit heutigen Automodellen aufnehmen kann.

Großvater Ferry war aber nicht nur Techniker, nicht nur Ingenieur, er betrieb auch eine Firma. Doch im Gegensatz zu seiner Schwester weniger im wirtschaftlichen als im entwicklungstechnischen Sinn. Meine Großtante war stark ökonomisch orientiert, was vielleicht daran lag, dass ihr Mann Anton Piëch, der von 1941 bis 1945 neben seinem Schwiegervater Ferdinand Porsche das Volkswagenwerk in Wolfsburg leitete, 1952 an einem Herzinfarkt verstarb. Eineinhalb Jahre nach dem Tod ihres Vaters. Louise Piëch musste mit achtundvierzig Jahren ihren Mann stehen, ins operative Geschäft einsteigen und ihre vier Kinder, Ernst, Tochter Louise, Ferdinand sowie Hans-Michel, alleine großziehen. Und mehr als zuvor schien sie beweisen zu wollen, dass sie jemand war. Ferdinand, der beim Tod seines Vaters fünfzehn war, kam ins Internat. Dort erlebte er ein Abhärtungstraining und wurde zum Einzelkämpfer. Während er Selbstbeherrschung praktizierte, gingen die Söhne von Dorothea und Ferry Porsche auf eine Waldorfschule, auf der freie Entfaltung gefördert wurde. Diesen Gegensatz habe ich mir immer bewusst gemacht, um zu verstehen, was unseren Clan in seiner Unterschiedlichkeit ausmachte.

Mein Blick in die Vergangenheit des Porsche-Clans führte bei mir zu der Überlegung: Moment mal, es kann doch nicht sein, dass Autos nur produziert werden, um Geld zu verdienen. Fahrzeuge sind aus der heutigen Zeit nicht mehr wegzudenken. Wir haben uns darauf eingestellt, ähnlich wie auf das Mobiltelefon. Vor fünfzehn, zwanzig

Jahren war es kaum denkbar, dass einmal jeder ein Handy haben würde. Damals erschien es sonderbar, wenn man in einem Gasthaus mit diesen anfänglich äußerst klobigen, knochenartigen Dingern telefonierte. Im 21. Jahrhundert erscheint es merkwürdig, wenn man in einem Wirtshaus sitzt und es klingelt nicht bei einem Gast.

Parallel zum Geldverdienen müssen neue Technologien geschaffen werden, in der Erfindertradition meines Urgroßvaters. Auf dieser ist aufzubauen, auch um mit Innovationen zukünftige Krisen zu überstehen. Mit ihnen ist auch das Unternehmen Porsche erfolgreich geworden und möge es weiterhin bleiben, nicht nur um des Geldes willen.

Wenn man zu einem Clan gehört ...

Unsere Familie war nicht wie andere Familien, was ich aber, wie gesagt, erst als Schüler merkte. Wenn mich mein Vater im Porsche zur Schule brachte, blieb das von meinen Klassenkameraden nicht unbemerkt und führte zu bewundernden Blicken. Das war schon cool, wie man heute sagen würde, aber auch hemmend. Es waren Momente, in denen ich merkte, dass sich vor mir zwei Welten auftaten, verschiedene Optionen und Möglichkeiten, wie ich es immer wieder zwischen meinen Eltern erlebte.

Für meine Mitschüler war mein Vater nämlich nicht nur der Papa von Daniell, sondern auch »der Herr Porsche«, dem man einen gewissen Respekt entgegenbrachte. Meine Mutter war ganz klar »Daniells Mutter«, von der man, wenn man Durst hatte, etwas zu trinken bekam und die auch völlig unkompliziert in ihrem Umgang war.

Das war irritierend, und mich beschäftigte auch, dass meine Mutter ständig zu Hause war und mein Vater meist tagsüber weg, oft sogar über Nacht. Während sie ständig etwas arbeitete, sah ich ihn so gut wie nie tätig. Gut, manchmal bastelte er in der Werkstatt herum, aber das war äußerst selten der Fall, und ich hätte das nie als Arbeit bezeichnet. Kam er früh nach Hause, spielte er mit mir in meinem Zimmer, holte den Matador-Holzbaukasten hervor, oder wir beschäftigten uns mit der LGB-Eisenbahn. Hatte er am Wochenende frei, wanderten wir durch den Wald, um Tiere zu beobachten. Dazu kletterten wir auf einen Hochstand und hielten mit dem Fernglas Ausschau. Oder wir sammelten Pilze. Das ist eine Spezialität von ihm – Pilze zu suchen und auch zu finden. Er hat wirklich eine Nase dafür. Hin und wieder nahm er mich auf den Golfplatz mit, wo er mit Freunden leidenschaftlich Bälle abschlug.

Es gab noch andere Unterschiede, die ich bei meinen Eltern ausmachen konnte. Mein Vater hatte ja etwas mit Autos zu tun, mit Geld. Das erforderte, dass er stets schick gekleidet war, mit Hemd, Krawatte und Sakko. Jeden Morgen rasierte er sich, wusch und frisierte sich die Haare, benetzte sein Gesicht mit ein paar Tropfen Eau de Toilette. Meine Mutter zog nach dem Aufstehen ihren Arbeitsoverall an, ging hinaus, um den Stall auszumisten und die Schafe zu melken, jätete die Beete, pflanzte Rosen und setzte Komposthaufen an. Sie kümmerte sich tatkräftig um den Gemüsegarten, den Anbau von Kartoffeln, die Obstbäume und verarbeitete die Produkte, die sie erntete. Während mein Vater den Wald und die Tiere eher beobachtete, erlebte ich bei meiner Mutter einen viel direkteren Zugang zur Natur. Letztlich wurde sie zu meinem Vorbild, wenn es um den Umgang mit der Umwelt ging, um den Bereich der Nachhaltigkeit. In den anderen Dingen, also Finanzen, Geschäftsleben, ordentliches Benehmen, Anstand, Pünktlichkeit, orientierte ich mich eher an meinem Vater.

Als Kind hatte ich aufgrund dieser verschiedenen Lebensformen gemerkt, dass sie zu Spannungen zwischen meinen Eltern führten. Und weil ich ihre Streitereien nicht mochte, versuchte ich immer wieder, zwischen ihnen und ihren beiden Welten zu jonglieren und Verbindungen zu schaffen.

Hatte mein Vater gerade keine Zeit, mich in die Schule zu bringen, übernahm meine Mutter diesen Part. Dabei trug sie noch den Overall von der frühmorgendlichen Arbeit im Stall, die Hände gerade gewaschen, doch geduscht hatte sie noch längst nicht. In diesem Aufzug setzte sie sich hinters Steuer ihres schwarzen Porsches und fuhr mich zur Schule. Auf dem Heimweg hielt sie bei der Bank, um eine Überweisung abzugeben oder Geld zu holen. Ich kann mir vorstellen, wie ungewöhnlich sie in diesem Aufzug auf die Angestellten gewirkt haben musste. Da erschien nicht die Frau Porsche in einem hübschen Kleid und einem damenhaften Hut, die Fingernägel in der neuesten Modefarbe lackiert, sondern sie kreuzte direkt aus ihrem Leben heraus auf. In solchen Situationen war sie ebenfalls Frau Porsche, aber sie benahm sich nicht wie eine Frau Porsche. Ihr wäre nie in den Sinn gekommen, sich für den Schulweg oder eine Besorgung extra umzuziehen und sich den Erwartungen gemäß herzurichten. Das hätte viel zu viel Zeit gekostet und wäre es ihr auch nicht wert gewesen.

Wenn sie so unter die Leute ging, hatte mein Vater wenig Verständnis dafür. Er machte dann Bemerkungen wie: »Du warst auf der Bank, das hat man mir zugetragen, aber du hast dich wieder nicht ordentlich dafür hergerichtet.«

Die Antwort meiner Mutter: »Moment einmal! Ich kann doch wohl so auf die Bank gehen, wie ich bin. Das ist ja kein offizieller Termin, wo ich weiß Gott wie gekleidet in Erscheinung treten muss.«

Sie sah ihren Auftritt bei der Bank von der menschlichen Seite. In dieses Geldinstitut kamen Bauern, Leute von der Müllabfuhr, Grafen, Fürsten – und eben auch meine Mutter. Mal offiziell parfümiert, mal sehr privat und mehr nach Stall riechend. Für diese Seite seiner Frau schämte sich mein Vater. Es passte ihm nicht. Sie war viel zu authentisch, freute sich eher darüber, dass sie an einem Tag Arbeitskleidung anziehen, an einem anderen auf den Salzburger Festspielen in einem festlichen Gewand gute Figur machen konnte. Ihr Mann, der in die Porsche-Welt hineingeboren war, zog nicht die Möglichkeit in Betracht, von den traditionellen Pfaden abzuweichen. Meine Mutter hatte sich im Laufe der Ehe entwickelt, hatte ihre eigenen Konsequenzen aus dem Kennenlernen verschiedener Welten gezogen, aber auch viel Kraft gebraucht, um keine vollkommen angepasste Ehefrau zu werden – das gab sie nicht mehr so einfach auf. Und daraus resultierten dann auch die Spannungen.

Gern hätte ich meine Mutter mehr geschubst und ihr gesagt: »Mami, komm, der Papi wünscht sich das so sehr, tu ihm doch den Gefallen.« Oder hätte meinem Vater zu verstehen gegeben: »Die Mami war doch gerade im Stall, sie hatte keine Zeit zum Umziehen, bevor sie mich zur Schule brachte. Und warum soll sie sich auch für den kurzen Weg umziehen, wenn sie sich gleich danach wieder um die Hasen und Hühner kümmert und die Hände voller Erde hat.«

Als Vermittler zwischen ihnen zu agieren war nicht leicht. Ich suchte immer den Ausgleich, eine gemeinsame sprachliche Ebene, auf der der eine auf den anderen eingeht. Manchmal sah ich mich als Puffer, wobei ich nicht als solcher missbraucht wurde. Doch die Auseinandersetzungen meiner Eltern engten mich ein, bedrängten mich. Erst später lernte ich damit umzugehen und einzuordnen, welche Streitereien man ernst nehmen musste und welche nicht so ernst gemeint waren. Aber die leidvollen Erfahrungen ließen in mir den Wunsch entstehen, die Verbindung beider Welten als Chance zu begreifen. Ich dachte: Das Männliche und das Weibliche – ohne diese beiden Pole geht es nicht, miteinander leider manchmal auch nicht.

Porsche – dieser Name war und ist mit Geld verbunden. Und mein Vater war »der Geldmensch« in unserer kleinen Familie. Nach dem Einbruch in unsere Bichl-Bäck-Mühle beobachtete ich immer häufiger, wie er Papiere und Dokumente in den Tresor im Arbeitszimmer meiner Mutter legte und herausnahm, aber auch Bargeld. Nicht nur ein paar Schillinge, mit denen man Lebensmittel oder auch die Tankfüllung bezahlte, sondern so richtig dicke Packen von gleichen und vor allem großen Scheinen. Manchmal befanden sie sich auch in einer Tüte oder waren in Plastik eingeschweißt. Jedes Mal, wenn ich beobachtete, wie mein Vater diese Packen in den Safe legte, beschäftigte ich mich lange mit der Frage, woher denn bloß all das viele Geld stammte. Aber ich wagte nicht nachzufragen.

Stattdessen dachte ich schon als kleiner Junge über das Problem des Wechselgeldes nach. Wieso bekam man zwei Scheine zurück, wenn man nur einen hingegeben hatte, und dazu auch noch eine Menge Hartgeld? Nicht zu vergessen: die Ware. Auch da dauerte es eine Weile, bis ich das Phänomen der Wertigkeit verstanden hatte. Wieso war ein Geldschein, ein Stück Papier, hochwertiger als eine Serviette oder eine Zeitungsseite, die ja auch aus Papier bestanden? Heute weiß ich, dass die Dinge nur so viel Wert haben, wie man ihnen in gemeinsamer Absprache beimisst. Wenn niemand mehr daran glauben würde, dass man für einen 100-Euro-Schein den entsprechenden Gegenwert erhält, hätte er höchstens einen Wert von 10 Cent, vielleicht 50 Cent, um damit die Druckkosten und die Papierqualität zum Ausdruck zu bringen. Das Geld kann nicht mehr wert werden, das ist eine Illusion. Unsere Wirtschaft, unser Wohlstand wächst aber nur auf dem Papier, die Preise sollten deshalb nicht zwingend dem entsprechen, was die Herstellung kostet, sondern in einem vernünftigen Rahmen bleiben.

Und natürlich wurde durch die Tatsache, dass mein Vater die Packen mit Geldscheinen in den Tresor sperrte, immer wieder deutlich, dass es sich dabei um etwas handelte, das andere Menschen ebenso interessieren könnte. Das hieß wiederum: Man musste nicht nur schauen, dass der Wert beziehungsweise der Gegenwert dieses Papiergeldes bestehen blieb, sondern man muss es auch schützen, damit es nicht in falsche Hände geriet. Vor dem Diebstahl in unserer Mühle hatte ich noch überlegt: Wieso sperrte mein Vater nicht meinen Werkzeugkasten oder meine gesammelten Rohre in den Tresor, die doch für mich viel wichtiger waren als die Geldbündel? Und warum nicht den Rasenmäher, mit dem man ja immerhin unsere Wiesen mähen konnte?

Es dauerte einige Zeit, bis ich begriff, dass jemand, der einen Rasenmäher stahl, nichts anderes damit anfangen konnte, als ihn höchstens selbst zu Hause wieder als Rasenmäher zu benutzen. Außer man verkaufte ihn und erhielt Geld dafür. Damit hätte man dann die Freiheit wiedererlangt, alles Mögliche anzuschaffen, noch mehr Werkzeug, noch mehr Rohre zum Beispiel. Und genau das war die Faszination, die von den Geldbündeln ausging, die mein Vater in den Tresor legte.

Dieses Geld, das eng mit unserer schwäbisch-österreichischen Familie verbunden war, mit der Welt meiner Stuttgarter Großeltern, führte auch dazu, dass ich das Anderssein zu spüren bekam. Das fing schon damit an, wie man sich in der Stuttgarter Villa zu benehmen hatte. Betrat Großmutter Dorothea, die von meinem Großvater »Dodo« genannt wurde und die er mit achtzehn Jahren als Schülerin kennengelernt hatte, den Speiseraum, sagte man bei ihrem Erscheinen: »Grüß Gott«. Dabei stand man auf, wenn man schon gesessen hatte. Man setzte sich auch erst wieder, wenn sie Platz genommen hatte. Bei Tisch wurde nicht gesprochen, außer ein Erwachsener fragte etwas, dann hatte man zu antworten. Während des Essens war es selbstverständlich, dass man blieb, bis Großvater Ferry die Mahlzeit für beendet erklärte. Man legte sich eine Serviette auf den Schoß, und das Besteck benutzte man von außen nach innen. Nach dem Essen hatte man leise zu sein, da es sein konnte, dass jemand einen Mittagsschlaf machte.

Bei den Eltern meiner Mutter durfte man während des Essens sprechen, und danach brauchte man mich nicht zu ermahnen, leise zu sein. Die Speisen dort waren so gut und so reichhaltig, dass man einfach nur müde war und verdaute. Als ich einmal in einen Meerrettich biss, weil ich dachte, es sei eine Schwarzwurzel, beobachtete mich Großvater Ernst mit einem listigen Lächeln. Doch er sagte nichts, hielt mich nicht zurück. Während mir Tränen in die Augen schossen, sah ich ihn verzweifelt an. Er lachte nur und sagte tröstend: »Gleich wird es wieder besser werden.« So etwas hätte es bei den Eltern meines Vaters nie gegeben. Allein schon deshalb nicht, weil auf ihrem weißgedeckten Esstisch nie eine Rettichwurzel gelegen hätte, höchstens geriebener Meerrettich, mit Apfel verfeinert, als Beilage zu Rindfleisch, serviert in einer kleinen Kristallschale.

Meine Großmutter Dorothea war eine sehr vornehme Dame, dabei stattlich – besonders in jungen Jahren –, aber auch gütig. Sie war die Herrscherin in der Porsche-Villa, sie hatte alles gut im Griff, hatte für vieles und fast jeden ein offenes Ohr. Stets war sie adrett gekleidet, auch ein wenig zurechtgemacht. Morgens löffelte sie vornehm eine Packung Magerquark, die sie mit Honig gesüßt hatte. Noch heute sehe ich deutlich vor Augen, wie sie am Esstisch saß und diesen Quark Löffel für Löffel zu sich nahm, als verspeiste sie etwas ganz Kostbares.

Bei all dieser Vornehmheit konnte sie aber auch äußerst aufbrausend sein, wenn ihr etwas gegen den Strich ging oder sie brüskierte. Doch war alles in Ordnung, war sie fröhlich, lachte viel mit ihren vier Jungen, mit Ferdinand Alexander (1935), Gerhard (1938), Hans Peter (1940) und Wolfgang (1943). Der jüngste Sohn, Dr. Wolfgang Porsche, sitzt heute im Aufsichtsrat der Porsche Holding SE und fungiert als Sprecher des Porsche-Familienstammes im Porsche-Piëch-Clan.

Dorothea Porsche stammte aus der Stuttgarter Familie Reitz, die zwar nicht reich war, aber bürgerlich und durchaus angesehen. Wie bei meiner Mutter und meinem Vater war zwischen meinen Großeltern ein Unterschied zu bemerken. Doch der hatte sich viel leichter überwinden lassen, da meine Großmutter, die 1935 als Vierundzwanzigjährige heiratete, ein wesentlich größeres Bedürfnis hatte, sich der Welt ihres Mannes anzupassen, als es bei meiner Mutter der Fall war. Großmutter Dorothea wäre von sich aus nie auf die Idee gekommen, einen Gemüsegarten anzulegen und ihn auch noch eigenhändig zu pflegen und zu beackern. Ganz fremd war ihr so etwas allerdings nicht – es gab dann ja auf Wunsch der Kinder das schon erwähnte Gewächshaus –, aber dafür hatte sie ihr Personal.

Und sie war, wie erwähnt, Anthroposophin, eine leise Anhängerin der Lehren Dr. Rudolf Steiners, den sie als Schülerin noch persönlich kennengelernt hatte. In der Stuttgarter Bildungsschicht war das damals eine selbstverständliche Geisteshaltung. Es gehörte in den zwanziger, dreißiger Jahren zum guten Ton, Anthroposoph zu sein. Dorothea Porsche setzte sich vor allem mit der anthroposophischen Literatur Dr. Rudolf Steiners auseinander – in den letzten Jahren vor seinem Tod soll Steiner über 6 000 Vorträge gehalten haben, welche auch zum Großteil niedergeschrieben wurden und welche sie später lesen konnte. Das gehörte zum kulturellen Pflichtprogramm.

Sie begeisterte sich auch für die Schule, die Emil Molt in Stuttgart ins Leben rief, damals Besitzer der Zigarettenfabrik Waldorf-Astoria. Molt wollte die Fließbandarbeiter politisch, sozial und künstlerisch fortbilden und bat Steiner dafür um ein Konzept. So entstand schließlich die erste Waldorfschule auf dem roten Felsen der Uhlandhöhe, da die Mitarbeiter den Wunsch äußerten, ihre Kinder und nicht sie selbst zu unterrichten.

Die Beschäftigung mit Steiners Werken führte Dorothea Porsche dann zur Waldorfpädagogik und den Rudolf-Steiner-Schulen – was letztlich auch meinen Werdegang prägte, wenn auch mehr unbewusst, als sich meine Mutter eben einen Waldorfkindergarten in Salzburg für mich anschaute. Noch heute kann ich einige Parallelen zwischen meiner Großmutter und mir feststellen. Dorothea Porsche war durch die Anthroposophie sehr weltoffen geworden für alles Geistige – was in einer Automobildynastie, also in einem Wirtschaftsunternehmen, im Normalfall keinen Raum gefunden hätte. Aber ihr Mann Ferry war da sehr aufgeschlossen und lehnte dieses Denken nicht ab.

Großvater Ferry überließ seiner Frau die Erziehung der Söhne, vertraute darauf, dass sie schon alles richtig machen würde.

Mein Großvater war etwas kleiner gewachsen und auch nicht so stattlich wie sein Vater. Zudem hatte er ein leises und zurückhaltendes Wesen. Dennoch sah er fesch aus. Wohl deshalb wurde er Ferry gerufen, nicht Ferdinand. Sicher auch, weil es jugendlicher klang und man ein Unterscheidungsmerkmal zwischen ihm und seinem Vater brauchte. Mein Großvater, aufgewachsen im österreichischen Zell am See, hatte eine freundliche, zugleich aber sehr typische Stimme mit einem etwas metallenen Klang. Mehr als seine prägnante Stimme faszinierten mich als Junge aber seine großen Ohren. Er hatte wirklich riesengroße Ohren und extrem ausgeprägte Ohrläppchen. Man sagt ja, daran erkenne man den Willen eines Menschen. Bei ihm war es eher ein stiller Wille. Und den habe ich immer an ihm bewundert, denn trotz seiner völligen Zurückhaltung, trotz seiner sehr friedlichen Umgangsformen wollte er natürlich als Herr Porsche beachtet werden – und das schaffte er mit seinen Erfolgen, mit diesem untergründigen Willen.

An all das musste ich denken, als ich meinen Großvater 1998 tot aufgebahrt in Zell am See sah, wo er noch lange allein gelebt hatte, nachdem seine Dodo 1985 gestorben war. Sie war die erste Tote, die ich je von nahem gesehen hatte und sogar berühren durfte. Da war ich zwölf Jahre alt. Ich war aufgeregt, aber auch traurig, obwohl ich zu meiner Großmutter aufgrund der örtlichen Distanz keine enge Beziehung hatte aufbauen können. Ich nahm ihre Hand und küsste sie zum Abschied auf die Stirn – ein Erlebnis, das mir tief in Erinnerung geblieben ist.

Bei meinem Großvater war es ähnlich. Auch ihm gab ich einen Kuss auf die Stirn, als er aufgebahrt dalag.

Während ich heranwuchs, gab es zwei Pole, die ich vereinen musste, das Soziale und das Wirtschaftliche, um es grob auf einen Nenner zu bringen. Meine Eltern, die in ihrer Ehe ebenfalls diese beiden Pole verkörperten, wurden sich aufgrund dessen immer uneiniger. Das Zusammenleben wurde schwieriger. Und schließlich wurde die Scheidung, die sich schon seit einigen Jahren angebahnt hatte, auch ausgesprochen.

Die Trennung verlief friedlich. Gemeinsam gingen meine Eltern 1985 nach ihren vielen Auseinandersetzungen zum Scheidungsrichter. Hin und zurück trotz alledem Hand in Hand. Beide hatten gemerkt, dass es unter den Umständen, unter denen sie zusammenlebten, einfach nicht mehr weiterging. Ich litt sehr darunter, weil ich beide liebte und nun merkte, dass meine Vermittlerrolle auf Dauer nicht funktioniert hatte. Daher zog ich mich zurück, wenn sie sich heftig stritten, es war auch so schmerzvoll genug. Als meine Mutter dann mit mir aus der Mühle in einen Bauernhof in Nussdorf umzog, war ich zwar sehr traurig, zugleich aber auch froh. Es war Ruhe eingekehrt, eine Ruhe, die ich sehr genoss. Damals war ich, wie schon gesagt, zwölf Jahre alt.

Hoch hinaus im Heißluftballon

Das Bauernhaus befand sich auf einem Grundstück im Norden von Salzburg, im Flachlandgebiet. Mein Vater hatte es meiner Mutter gekauft, als sie es im Frühling angeschaut und sich sofort in es verliebt hatte. Ein Makler hatte es ihr gezeigt. Erst winkte meine Mutter über Monate hinweg ab, meinte, sie bräuchte kein Grundstück, auch kein Haus, sondern eine Wohnung. Und diese Gegend, Nussdorf, käme gar nicht in Frage, das sei ihr viel zu flach. Der Makler aber blieb hartnäckig, und als meine Mutter dann das kleine Anwesen sah, war es für sie keine Frage mehr: Hier wollte sie unbedingt mit mir leben. Der Vertrag wurde aufgesetzt, von einer Wohnung war nie wieder die Rede.

Nach einigen kleineren Umbauarbeiten zogen wir in das Nussdorfer Haus ein und lebten dort sehr spartanisch, etwa mit Holzöfen, die man täglich einheizen musste. Im Winter war es morgens eiskalt in den Zimmern, da es durch sämtliche Fenster zog. Und auch sonst war alles wild und wüst, aber sauber und ordentlich. Meine Mutter hatte alle Haustiere von der Bichl-Bäck-Mühle in unser neues Zuhause mitgenommen, und so lebten sie mit uns unter einem Dach: die Milchschafe, die Katzen, die Hühner, Hasen und Enten. Zusätzlich bekam ich ein kleines Pferd, beziehungsweise ein großes Pony, ein graues New Forest Pony, das man auch gern als »Minipferd« bezeichnet. Ich nannte es Jasmin.

In Nussdorf lernte ich die einfachsten Lebenssituationen kennen. Fließend Wasser aus dem Wasserhahn gab es nicht, am Anfang mussten wir es mit Eimern aus dem Brunnen hochziehen. Wenn wir uns mit frisch aus dem Brunnen geholtem Wasser wuschen oder Geschirr abspülten, kam das hinterher in einen extra Eimer unter dem Becken, den wir draußen ausschütten mussten, weil es im Haus auch keinen Abfluss gab. Mit der Zeit wurde zwar alles komfortabler, aber in den ersten Monaten war es wirklich sehr anstrengend, wenngleich lehrreich. Irgendwann wurde ein Badezimmer eingebaut, und das Plumpsklo wurde durch eine »richtige« Toilette ersetzt.

Meine Mutter stand morgens um fünf Uhr früh auf, um die Schafe zu melken und den Stall auszumisten. Später zog ein Hausmeister zu uns und half ihr bei der täglichen Arbeit. Das ergab sich, als mein Vater einige Zeit nach der Scheidung die Bichl-Bäck-Mühle an meinen Onkel Ferdinand Piëch verkaufte. Ich fand es schade, weil ich mit der Mühle – nach Stuttgart – einen zweiten Lebensabschnitt verknüpfte. Aber da ich in Nussdorf glücklich war, hielt sich mein Traurigsein in Grenzen. Zumal auch mein Vater nicht aus der Welt war. Ich sah ihn oft, wir trafen uns an verschiedenen Orten, oder er besuchte uns in Nussdorf. Das verlief ganz unproblematisch, da meine Eltern einen guten Umgang miteinander gefunden hatten. Sie stritten sich nicht mehr, die entspannten Begegnungen, die ich immer ersehnt hatte, waren auf einmal durch die zeitlich begrenzten Treffen möglich. Ich verlor durch die Trennung eben auch meinen Vater nicht oder fand etwa keinen

Zugang mehr zu ihm. Im Gegenteil. In den Tagen oder Stunden, die wir miteinander verbrachten, war er bester Stimmung. Und auch meine Mutter konnte mir sehr viel Halt geben, half mir während der beginnenden Pubertät, meinen Mann zu stehen, so wie sie in den letzten Jahren ihren Mann gestanden hatte. Heute leben meine Eltern wieder zusammen, nachdem mein Vater kurzfristig eine andere Lebenspartnerin hatte. Für meine Mutter gab es nach der Trennung eigentlich nie so wirklich einen anderen Mann.

Nach der Stallarbeit brachte sie mich zur Schule, was im Winter eine verdammt eisige Angelegenheit war. Da wir keine Garage hatten, war das Auto oft zugeschneit. Was für luxuriöse Bedingungen hatten wir doch in der Mühle gehabt! Da hatten die Wagen in der Hafermühle gestanden – selbst der Porsche meiner Mutter (wenn es so kalt war) –, keine Scheibe musste von Schnee und Eis befreit werden. Doch trotz dieses offensichtlichen Rückschritts klagte keiner von uns über unsere einfache Situation.

Nach einiger Zeit wurde das alte Bauernhaus schließlich komplett abgerissen und durch ein neues ersetzt, und in dieser Phase durfte ich eine Runde mit dem Bagger mitfahren. Einerseits war es bewundernswert, wie so ein Gefährt mit der Schaufel in eine Mauer hineinfahren konnte und sie nahezu augenblicklich zusammenfiel. Andererseits war es ein Vorgang mit tiefgreifenden Folgen, der damit auch etwas Unheimliches für mich hatte – etwas Traurig-Tragisches. Einige Bodensteine und die Eingangstür behielten wir und verlegten und verbauten sie in dem neuerrichteten Holzhaus, um eine Erinnerung an das alte Bauernhaus zu haben. In das neue Gebäude zogen dann auch meine Großeltern aus Hallein mit ein.

Bei schönem Wetter fuhren im Flachland von Nussdorf

viele Heißluftballons über uns hinweg. Es sah so ästhetisch aus, wie sie sich mit dem Wind bewegten und wie schwebende Tropfen durch die Luft glitten. Nie wusste man, wo sie landen würden, das war überhaupt das Aufregendste. Und wie groß sie waren, wenn ich sie dann beim Landen aus der Nähe sah! Mit dem Fahrrad folgte ich ihrem Kurs, um genau beobachten zu können, wie die Körbe auf dem Boden aufkamen und der Ballon langsam in sich zusammenfiel. Das hatte nichts Trauriges wie etwa bei einem Luftballon, der schlaff zusammensackte, wenn man die Luft herausließ oder er gar platzte. Ganz im Gegenteil, es wirkte geradezu majestätisch. Ärgerlich war nur, dass ich, weil ich niemanden kannte, bei dem ich hätte mitfahren können, nicht herausfinden konnte, wie Heißluftballons funktionierten. Bisher hatte ich einige Modellflugzeuge zusammengebaut und fliegen lassen, darunter auch Segelflugzeuge, eines mit Hochseilstartfunktion, ein anderes mit einem Benzinmotor. Und weil ich deren Technik nun kannte, wollte ich etwas Neues erfahren – ein ferngesteuerter Heißluftballon erschien mir genau das Richtige zu sein. Da mich dieser Gedanke nicht mehr losließ, machte ich mich ans Werk.

Zuerst besorgte ich mir ein Buch über die Konstruktion ferngesteuerter Heißluftballons, welche es als Bausatz nicht gab, danach nahm ich Kontakt mit dem Autor auf. Wolfgang Horr, ein zurückhaltender, aber äußerst freundlicher Ingenieur aus Klagenfurt, der selbst solche Luftfahrzeuge berechnet und konstruiert hatte, war bereit, sich mit mir zu treffen. Das erfüllte mich mit Stolz, denn ich war damals nicht älter als vierzehn. Als wir uns in Kärnten trafen, gab er mir Schnittmuster für die einzelnen Ballonbahnen mit. Damit hatte ich keine Probleme, da wir in der Waldorfschule nach solchen Mustern schon Verschiedenes geschneidert hatten, erst mit der Hand, dann mit einer Pfaff-Tretmaschine, mit Unter- und Oberfaden, alles genau eingestellt, denn die Fadenspannung musste stimmen. Mir war es nur immer überflüssig erschienen, dass man die einzelnen Stoffstücke vor dem Nähen mit Heftfäden grob zusammenfügen sollte, damit man eine ordentliche Naht hinbekam. Ich fand, wenn man das Stoffstück richtig hinlegte und entsprechend hielt, konnte man sich das Heften sparen. Immer wenn meine Lehrerin nicht zu mir hinsah, nähte ich zack, zack alles durch, was hinterher niemandem auffiel.

Das war eine ideale Ausgangssituation für meinen Plan, einen eigenen Ballon zu nähen. Meine Mutter hatte eine elektrische Elna-Nähmaschine. Nach den Schnittmustern von Wolfgang Horr nähte ich nun 24 Stoffbahnen von jeweils neun Metern Länge zusammen, was einen Inhalt von 40 Kubikmetern ergab. Die Nähmaschine war gut geölt, und ich stieg voll aufs Gas und arbeitete mich flott durch die Hunderte von Metern. Es ging wirklich schnell, da es nur gerade Nähte waren. Am Schluss war die Maschine aber so heiß gelaufen, dass sie richtig stank.

Nun war die Ballonhülle fertig. Danach ging es weiter mit dem Flechten des Korbes. Den Umgang mit Peddigrohr hatte ich ebenfalls in der Waldorfschule gelernt, wie praktisch. Anschließend schweißte ich einen Brennrahmen, lötete Leitungen und nahm Kontakt zu verschiedenen Firmen auf. Laut dem Buch über die Technik von Heißluftballons brauchte ich Magnetventile. Woher konnte ich diese bekommen? Und Propangasflaschen? Und wie baute man alles mit den Servos und der Fernsteuerung aus? Aber auch diese Probleme waren alle bald gelöst. Am Ende wurde die Brüstung des Ballonkorbs noch mit Leder überzogen, zur Zierde eine Kordel angebracht – und der

Ballon war tatsächlich so perfekt, dass man von unten nicht erkennen konnte, ob es ein Modell oder ein echter Ballon war.

40 Kubikmeter bedeutete ein Startgewicht von maximal 14 Kilogramm, das lag an der Grenze für einen ferngesteuerten Ballon mit diesem Volumen, aber es klappte. Der Ballon ging in die Lüfte. Ein atemberaubender Moment. Wenn ich mit der Fernsteuerung hinter dem Ballon herlief, kamen Kinder und Erwachsene angerannt und staunten. Irgendwie schien bei diesem Ballon etwas anders zu sein als bei den Heißluftballons, die sie kannten. Bis sie merkten, dass es ein Modellballon war. Nachdem ich ihn sanft landen ließ, legte ich ihn zusammen, packte ihn in einen großen Rucksack und ging wieder heim.

Einmal gab es eine gefährliche Situation. Es war Winter, und ich startete den Modellballon. Auf einem gefrorenen Acker wollte ich eine Zwischenlandung machen, doch wegen des ungünstigen Untergrunds und der Kälte konnte es möglich sein, dass ich die Zündflamme nach dem Stopp nicht mehr anbekam und es mit einer Weiterfahrt vorbei war. Also ließ ich die Flamme brennen, was ich sonst unter allen Umständen vermied. Genau im Moment der Landung riss eine Gasleitung, und eine Riesenflamme schoss, entzündet an der Zündflamme, in die Hülle hinein. Der Ballon stieg und stieg, und da gerade Hochnebel aufgekommen war, konnte ich den Ballon bald nicht mehr sehen. Der Acker, auf dem ich stand, lag in der CTR, der Kontrollzone des Salzburger Flughafens – es war also schon eine brenzlige Situation, zumal ich auch noch eine Maschine in der Luft hörte. Während ich auf der vereisten Erde ausharrte, betete ich innerlich, dass der Ballon sich bald wieder zeigen möge. Dann wurde mein Gebet erhört, allerdings war der Korb verbrannt, denn zwei weitere Gasflaschen waren explodiert. Doch ansonsten war nichts geschehen.

Heißluftballons ließen mich im Gegensatz zu anderen technischen Konstruktionen nicht mehr los. Seitdem die Gebrüder Montgolfier 1783 den ersten Ballon im französischen Annonay steigen ließen, hatte sich die Technik nicht wesentlich verändert, sie war höchstens sicherer geworden. Und es war eine einfache Technik, die faszinierte, weil etwas, das schwerer als Luft ist, einfach abhob, zu schweben begann und so viel Ruhe mit sich brachte. Aber nicht nur die physikalische Tatsache zog mich in den Bann. Fährt man ein Auto, ist einem bewusst, dass durch sachgemäße Steuerung ein bestimmtes Ziel erreicht werden kann. Man gelangt auf diese Weise von A nach B. Auch ein Flugzeug startet etwa auf der Landebahn A und kommt auf Landebahn B oder C wieder zu Boden. Diese genaue Festlegung eines Endpunktes gibt es beim Ballonfahren nicht, das ist nicht machbar, da diese Luftfahrzeuge nicht steuerbar sind. Man befindet sich nicht in so einem Gefährt, um von einem Punkt zu einem anderen bestimmten Punkt zu kommen, sondern um des Ballonfahrens, des Abhebens willen. Man will die Erde von oben betrachten, und wo man dann mit dem Korb aufsetzt, bleibt bis zum Schluss offen. Das interessiert auch nicht – man ist einfach nur weg, nur unterwegs, nur frei. Und irgendwann kehrt man wieder zurück zur Erde. Dazu braucht man ein bisschen Abenteuerlust, muss sich auf das Wagnis einstellen, sich dem Wind zu überlassen.

So kam es, dass ich mit siebzehn Jahren den Ballonschein machte, zuvor hatte ich den Motorbootführerschein erworben, ein Jahr später den Pkw- und LKW-Führerschein. Zu meinem siebzehnten Geburtstag schenkte mir mein Vater einen Heißluftballon mit allem Drum und Dran,

mit Anhänger, Gebläse, Korb, Gasflaschen, Brenner, Funk-
gerät und einer goldgelben Hülle, auf der dreimal das Por-
schewappen abgebildet war.

Noch heute steige ich mit ihm in die Lüfte. Zeit dafür zu
finden ist nicht einfach. Denn wenn ich sage: »Heute gehe
ich Ballonfahren«, ist das nicht wie beim Joggen in einer
halben Stunde getan, sondern ich brauche dazu einen halben Tag. Und noch heute erlebe ich beim Landen oft ein
kleines Fest, Dorfleute, alte Bauern kommen und bieten
mir einen Schnaps an. Da ich keinen Alkohol trinke, sage
ich: »Danke, aber ich muss erst den Ballon zusammenräu-
men«, in der Hoffnung, dass hinterher von den anderen
schon alles ausgetrunken ist. Es ist diese Faszination des
»Fahrens«, die sie so freudig reagieren lässt, als hätte man
miterlebt, wie sich zum ersten Mal ein Mensch vogelgleich
in die Lüfte erhob.

Über die Leidenschaft für Luftfahrzeuge vergaß ich aber
keineswegs meine Lust am Experimentieren und Auspro-
bieren. In einem Steinbruch besorgte ich mir Dynamit, das
nicht gut abgesperrt war. Mit einem Elektrozündkopf legte
ich den knetbaren Sprengstoff in einen Bach, um die Zündung vorzunehmen. Aufgrund des unsauberen Wassers
nahm ich an, dass dort keine Fische schwammen. Aber
nach der Zündung trieben durch die aufgetretene Schall-
wirkung plötzlich mehrere Fische an der Oberfläche. Ich
fischte sie heraus und verspeiste sie anschließend mit meinen Freunden.

Die Sprengstoffversuche gingen auf einer Wiese weiter –
zurück blieben kleine Krater von einem halben Meter
Durchmesser. Ein bisschen Bauchweh verspürte ich dabei
schon, aber die Neugierde obsiegte und ließ die nachdenk-
lichen Momente schnell vergehen. Wenn ich selbst Schwarz-
pulver herstellen wollte, machte ich das in meiner Werk-

statt, die ich mir neben unserem neuen Haus in Nussdorf eingerichtet hatte, speziell für Holz- und Metallarbeiten. Schweißen, löten, fräsen, bohren, hobeln, sägen … – ich konnte dort fast alles machen. Einmal versuchte ich einen Benzintank für ein Dreiradauto zusammenzuschweißen, doch das misslang. Trotz aller möglichen Methoden des Dichtschweißens trat immer wieder Benzin aus. Mit meinem benzingetriebenen Dreiradauto wollte es einfach nicht klappen. Doch als ich 1992, in der zwölften Klasse der Waldorfschule, eine Jahresabschlussarbeit zu präsentieren hatte, entschied ich mich, mein benzingetriebenes Dreiradauto von Piaggio in ein batteriebetriebenes Solarmobil umzubauen. Immerhin hatte mein Urgroßvater Ferdinand seinen Lohner-Porsche zur Weltausstellung 1900 in Paris mit einem Radnabenmotor ausgerüstet, der erste Versuch eines Hybridantriebs mit Elektromotoren.

Gemeinsam mit einem Ingenieur ging ich sämtliche Berechnungen durch, auch die Schallemissionsmessungen, die für ein Solarmobil mit öffentlicher Zulassung notwendig waren, ließ ich machen. In Telefonaten mit Firmen in der Schweiz, in Deutschland und Österreich suchte ich die Komponenten zusammen, die für so ein Gefährt notwendig waren, denn einen Fertigbausatz für ein Solar- und Elektromobil gab es damals in dieser Form noch nicht. Bei dem einen Betrieb bekam ich die gewünschten Batterien, beim nächsten die Antriebstechnik, beim dritten die Solarzellen, die auf das Dach montiert wurden. Die einzelnen Teile so zusammenzustellen, dass sie auch passten, war enorm spannend, dauerte aber auch viele Wochen und Monate.

Durch den Umbau war mein ursprüngliches Dreiradauto kaum wiederzuerkennen. Man konnte es höchstens an der Farbe Rot identifizieren. Aber ein Solarmobil konnte doch nicht rot sein! Ich musste es neu lackieren, daran führte kein Weg vorbei. Das Abschleifen der alten Farbe bekam ich noch hin, aber für einen professionellen Farbauftrag fehlten mir die Gerätschaften. Meine Werkstatt war keine Lackiererei. Da gab es nur eins – ich musste meine Verbindungen spielen lassen. Am Ende durfte ich das Solarelektromobil zum Lackieren in unsere Firma Porsche in Salzburg bringen. Nachdem es aufgebockt war, fragte mich der Lackierer: »Wo haben Sie es denn schweißen lassen? Das ist richtig gute Arbeit.« Prompt sagte ich: »Na, das habe ich selbst gemacht.« Hinterher leuchtete das Solarmobil in einem grünen Anstrich. Das fand ich passend.

Nach unzähligen Nachtschichten war das Fahrzeug schließlich fertig. Trotz Übermüdung, weil ich aus Zeitmangel kaum noch geschlafen hatte, verliefen die ersten Tests positiv. Es fuhr. Mit Batterien, die eine Reichweite von rund vierzig Kilometern hatten sowie einer Energierückgewinnung beim Bremsen über das Gaspedal. Natürlich konnte man das Gaspedal auch auf »Gas geben« umschalten.

Ich geriet ordentlich ins Schwitzen, als ich dieses Solarelektromobil nun in meiner Schule präsentieren sollte. Für diesen Anlass hatte ich das Fahrzeug verhüllt, wie ich es von Autopräsentationen kannte, und auf einem Anhänger vor die Schule transportiert – den Führerschein hatte ich ja bereits gemacht. Doch statt großer Show geschah erst einmal nichts, als ich mich in mein ehemaliges Dreiradauto setzte und es »starten« wollte. Erst als ich es vom Anhänger heruntergeschoben, meinen Vortrag begonnen hatte und nun vor Publikum eine Runde drehen sollte, setzte es sich in Bewegung. Als ich das Solarelektromobil nach meiner erfolgreichen Vorführung wieder verladen wollte, streikte es erneut. Warum das so war, fand ich nie heraus. Danach streikte es nämlich nie wieder. Dem Ingenieur, der mir geholfen hatte, dass alles ordnungsgemäß nach den TÜV-Vorschriften abgenommen werden konnte, verdankte ich noch eine weitere Genehmigung: Meine grüne Konstruktion wurde sogar für den öffentlichen Straßenverkehr als Pkw zugelassen.

Natürlich hatte mein Ehrgeiz, ein Solarmobil zu entwickeln, auch damit zu tun, dass mein Urgroßvater jenen Hybridmotor erfunden hatte, die Firma Porsche zu dieser Zeit aber nur benzinbetriebene Fahrzeuge produzierte. Ich wollte zeigen, dass es auch anders gehen konnte. Es ging mir also nicht in erster Linie um den Beweis, dass ich ebenfalls in der Lage war, ein Automobil zu konstruieren, sondern mich hatte das Thema Energienutzung und -ausbeutung schon als Achtzehnjähriger gepackt.

Nachhaltigkeit –
nicht nur in der Automobilbranche

Großvater Ferry und auch mein Urgroßvater Ferdinand stellten sich als Konstrukteure schon früh Fragen wie: Welche Formen haben welche Wirkungen? Wie weit darf man mit dem Design gehen, inwieweit ist es gut, inwieweit übertrieben? Welche Form ist für welchen Zweck die richtige? Als Ferdinand Porsche neben dem VW-Käfer im Juni 1934 damit beauftragt wurde, einen schwimmfähigen Geländewagen mit Allradantrieb zu konstruieren, stellte das Heereswaffenamt bestimmte Forderungen an das Fahrzeug: Es sollte drei Soldaten mit Ausrüstung aufnehmen können, ein Gesamtgewicht von 950 Kilogramm (550 Kilogramm für das Fahrzeug und 400 Kilogramm für drei Mann mit Ausrüstung) nicht überschreiten, eine geringe Bauhöhe besitzen und geländetauglich sein. Dabei kam der Volkswagen Typ 166 heraus, der in seiner Form eher dem Bau eines stromlinienförmigen Wasserlebewesens – Fisch, Kaulquappe, Kröte, aber auch Salamander – entspricht: vorne rund, nach hinten etwas spitzer zulaufend. Lange war so eine Ausgestaltung nicht mehr zu finden, heute kann man sie bei verschiedenen Zügen wiederentdecken, etwa beim ICE, und auch bei Flugzeugen kommt sie erneut zum Vorschein. Natur und Physik bedingen sich da gegenseitig. Nicht umsonst haben viele Autos gegenwärtig runde, aerodynamische Formen.

Schon vor dem Auftrag für den »Volkswagen« war es meinem Urgroßvater darum gegangen, ein schönes Auto zu bauen. Nach Größe, Hubraum und Gewicht erfüllte später das Modell des Volkswagens die Wünsche eines Wagens eben für das Volk. Der Käfer war weich, rund, hatte ein gewisses Flair, strahlte Frieden und Ruhe aus, Gemütlichkeit und Verbundenheit, aber auch Weltoffenheit. Danach folgte eine Zeit, in der bei der Automobilindustrie – und nicht nur dort – alles eckiger wurde. Man fand, ein Auto sei eine Maschine, etwas Technisches, und das müsse sich auch im Äußeren zeigen. Somit kam es zu Kanten und Schärfen. Das änderte sich aber wieder, als man zu der folgenschweren Erkenntnis kam, dass man Probleme mit den Luft- und Strömungswiderstandswerten, mit dem Benzinverbrauch, dem Gewicht der Materialien bekäme, wenn man die Fahrzeuge weiterhin so kantig gestaltete. Allein aus wirtschaftlichen Gründen kehrte man zu jenen Formen zurück, die in der Natur vorhanden sind. Aus ihr wurden – wie schon Jahrzehnte zuvor – die physikalischen Gesetzmäßigkeiten abgelesen. Es zeigte sich, was man eigentlich schon wusste: Je enger der Mensch seine physikalischen Vorstellungen mit der Natur in Verbindung brachte, desto besser funktionierten seine Erfindungen. Nicht umsonst haben wir einen ergonomisch gestalteten Kugelschreiber, eine ebenso geformte Maus für den Computer und eben ähnlich gebaute Autos mit einem geringeren Luftwiderstand.

Nun gibt es im Automobilbereich Elemente, die jedoch nichts mit der Natur zu tun haben, aber trotzdem technisch-physikalisch von Vorteil sind. Dazu braucht man sich nur die Scheinwerfer und Lichter heutiger Fahrzeuge anzuschauen. Kaltlicht ist gerade modern. Schaut man nur einen Moment in dieses Licht, spürt man sofort, dass es menschenfeindlich ist. Dennoch sieht man mit diesem neuen, leicht bläulichen Licht, sei es LED oder andere Technologie wie etwa Xenon, bei schlechter Sicht, etwa bei Nebel oder Regen, besser als mit den vorherigen Scheinwerferlichtern. Nur hat der entgegenkommende Fahrer bei dem Kaltlicht ein unangenehmes Empfinden, und der nächste Schritt wird sein, auch das wieder zu optimieren.

Gleichzeitig existieren im technischen Bereich aber erstaunlich viele Dinge, die sich bis in die heutige Zeit kaum verändert haben. Zum Beispiel das Telefon. Die Idee, die Impulse des Morsealphabets über eine Leitung zu übertragen, war genial – schon hatte man das Telegrafieren erfunden. Dann hatte man den Einfall, dass sich möglicherweise auch Luftschwingungen übermitteln ließen: Das Telefon ist letztlich nichts anderes als ein Gerät, das an der Membrane des Mikrofons Luftschwingungen auffängt, wobei über Aktivkohle eine Stromflussbeeinflussung vorgenommen wird – wenn die Aktivkohle zusammengepresst wird, kann mehr Strom geleitet werden, weniger, wenn sie auseinandergezogen wird. Diese Stromflussbeeinflussung wird geschickt an der Gegenstelle, dem Angerufenen, erneut über eine Membran und einen E-Magnet in Luftschwingung gebracht, so dass wir die Illusion haben, die Stimme des Anrufers wäre ganz nah an unserem Ohr – dabei ist es nur eine technische Korrespondenz. Bildet man diese Apparatur nun auch gegengleich an, hat man das bekannte Telefon. Das Urphänomen der Übertragung, das hinter dem Telefon von damals und heute steckt, hat sich nie verändert. Nur die Wahlmethoden haben sich verändert, und die Datenübertragung ist nicht mehr nur elektromechanisch, sondern geschieht auch per Digitalleitung und Funk.

Ähnlich war es bei der Antriebstechnologie zur Zeit meines Urgroßvaters. Man optimierte die Verbrennungstechnik mit diversen Verdichtungswerten und Einspritzverfahren, mit einer unterschiedlichen Anordnung der Zylinder und Kolben. Seine damalige Idee, einen Hybridmotor zu konstruieren, ist heute aktueller denn je. Das, was damals schon existierte – ein Hybridfahrzeug, bei dem Treibstoff verbrannt, aber über einen Generator in elektrische Energie umgesetzt und anschließend in ein E-Antriebssystem weitergeleitet wird –, griff man wieder auf und modernisierte es. Auch in diesem Bereich hat sich seit der Erfindung des Diesel- und Ottomotors von der Idee her wenig geändert, eigentlich gar nichts. Im Grunde hat sich wie beim Telefon nur die Technik verbessert, die Ausreizung und Ausschöpfung der Energie aus den Verbrennungsstoffen ist besser geworden. Die Vorstellung einer Explosion und deren Kraftausnützung in einem induktiven Motor ist geblieben. Natürlich gab es im vorletzten Jahrhundert kein Auto mit Elektronik, heute gibt es keines ohne Elektronik.

Weiterentwicklungen, gerade auf dem Automobilsektor, sind für die Zukunft entscheidend, zumal die fossilen Brennstoffe begrenzt und durch den damit verbundenen Ausstoß von CO_2 durchaus gefährlich für das Klima sind. Es wäre wünschenswert, dass im Bereich der Antriebstechnologie bald etwas Gewaltiges passiert. Vieles wird ausprobiert, das weiß ich, weil ich auf diesem Gebiet mit vielen Forschern in Kontakt bin, die sich Gedanken darüber machen, welche Energie sich wie nützen ließe.

Elektromotoren sind eine Alternative, aber man kann sich ausrechnen, was es bedeutet, wenn eine Million Autos von traditioneller Technik auf Elektroantrieb umgestellt werden. Es würde eine Steigerung der Elektrizitätsnachfrage um einige Prozent bedeuten. Das erscheint im ersten Moment wenig, doch wenn man sämtliche Fahrzeuge beispielsweise in Deutschland entsprechend umbauen würde, hätte man bei einer Anzahl von rund 45 Millionen Autos eine fünfzigprozentige Erhöhung der Stromnachfrage.

Diese Alternative kann nicht die letzte sein. Wagt man einen Blick in die Ferne – oder auch in eine größere Dimension –, sind alle Brennstoffe Formen von Sonnenenergie, somit verwandelte und gespeicherte Solarenergie. Das betrifft Kohle, Rohöl, überhaupt alle Öle, Paraffine, Teer, Gas. Was auch immer diese Stoffe an Energie in sich haben, stammt ursprünglich von der Sonne. Wenn wir heute von erneuerbaren Energien sprechen, etwa Wind- oder Wasserkraft oder sonstige Biomasse-Energien wie die Pellets-Technologie, sind sie auch nichts anderes als umgewandelte Solarenergie. In diese Richtung werden wir weiterdenken müssen, doch bislang ist der Ideenkreislauf noch kein geschlossener wie etwa beim Telefon. Bisher gibt es viele einzelne Einfälle, die aber nicht schlüssig durchdrungen sind.

Tradition bei Porsche, das bedeutet, bezogen auf die Herstellung von Fahrzeugen, mit möglichst einfachen Mitteln möglichst viel zu erreichen. Das war das Motto meines Urgroßvaters Ferdinand und könnte auch eines für eine nachhaltige Zukunft sein. Beim Neunelfer gab es eine Zeit, in der dieser bekannteste Sportwagen von Porsche eine Felge mit unzähligen Felgenschrauben besaß. Diese Muttern machten optisch etwas her, hatten aber keine Funktion. Folgte man aber dem Design-Leitsatz: »*Form follows function*« – die Form hat der Funktion zu folgen, also dem Nutzen einer Sache, dem sich auch Porsche verschrieben hatte, tat sich hier ein Widerspruch auf. Die Felgenschrauben erfüllten von ihrer Struktur her keinerlei Bedürfnis. Sie waren absolut nicht notwendig und sind dann auch wieder aus dem Programm genommen worden.

Beim Thema Nachhaltigkeit kann man fragen: Ein Porsche ist ein teures, ein schnelles Fahrzeug, überdimensional, was die Motorisierung betrifft – wozu braucht man so ein Auto noch, wenn man die Geschwindigkeit heute nicht mehr ausfahren kann? Wo kann man die PS-Leistung dieses Wagens noch zeigen? Und sollte man sie zeigen, selbst wenn es möglich wäre? Je schneller man fährt, desto mehr Sprit wird verbraucht.

Die Firma Porsche war immer eine Sportwagenschmiede, es ging Ferdinand und Ferry Porsche auch darum, schneller zu sein als andere. Nicht weil man protzen und prahlen wollte – zugegeben, an der einen oder anderen Stelle vielleicht doch ein wenig. Mit Recht und Stolz. Aber in erster Linie ging es darum, sich selbst zu beweisen, dass man immer noch besser werden konnte. Man ruhte sich nicht auf seinen Lorbeeren oder den Lorbeeren anderer aus, weil man wusste, dass man sie auch genauso schnell wieder verlieren konnte. Also reizten Vater und Sohn zielstrebig das Erreichte weiter aus. Sie krochen selbst unter die Fahrzeuge, um in ihrer Verbesserungswut einem Fehler auf den Grund zu gehen.

Sie waren noch nicht mit dem Problem der Nachhaltigkeit konfrontiert, und wären sie das gewesen, hätten sie als akribische Tüftler sicher auch eine Lösung dafür gefunden.

Wie schnell man seine Lorbeeren verlieren kann, zeigte sich Anfang der neunziger Jahre. Die Konzernergebnisse waren auf einem dramatischen Tiefstand. Das hatte mit allgemeinen Branchenproblemen zu tun, vor allem auf dem US-Markt, aber der Gewinneinbruch resultierte auch aus einer – wie sich zeigte – wenig glücklichen Modellpolitik.

Das wäre durchaus eine Situation gewesen, in der mein Urgroßvater Ferdinand auf seinem Hut herumgetrampelt wäre. Und nicht nur auf einem. Manager Wendelin Wiedeking, der 1992 Vorstandssprecher und ein Jahr später Vorstandsvorsitzender des Porsche-Unternehmens wurde, leitete eine konsequente Sanierung des Sportwagenherstellers ein. Kurz vor der Jahrtausendwende ging es mit der Firma wieder aufwärts. Auch Familienmitglieder hatten sehr viel eigenes Geld investiert – Geld, von dem sie nicht wussten, ob es zurückfließen würde –, um Porsche wieder nach vorne zu bringen.

Man hatte mit der Produktion eines Geländewagens begonnen: Der Porsche Cayenne I kam 2002 auf den Markt. Der Cayenne trug dazu bei, dass das Unternehmen auf einmal sehr gut dastand, geradezu hervorragend. Zwar hatte man durch meinen Urgroßvater und seinen Sohn Ferry viel Erfahrung im Geländewagenbau gesammelt, aber es war doch ein Risiko, eine Herausforderung, ein Fahrzeug zu konstruieren, das sowohl schnell – also ein Sportwagen – ist und sich zugleich auch im Gelände behaupten kann. Zum damaligen Zeitpunkt hatte das noch kein anderer Automobilhersteller in diesem Umfang gewagt. Landrover waren gut im Gelände, und SUV-Modelle von Mercedes und BMW waren eher schnell. Aber keiner hatte sich zuvor getraut, das zu verbinden, was im Grunde nicht vereinbar erschien.

Im Jahr 2007 wurde die Umweltschutzorganisation Greenpeace auf den Cayenne aufmerksam und startete eine Aktion, bei der ein Cayenne so angemalt und beklebt wurde, dass er wie ein rosafarbenes Schwein aussah, mit angebrachten Ohren und einer Steckdosenschnauze. Dazu wurden vor den Toren des Porsche-Werks in Stuttgart-Zuffenhausen Transparente in die Höhe gehalten: »Was bringt bis zu 2,4 Tonnen Kampfgewicht auf die Waage, kann mit 275 Kilometer pro Stunde über die Autobahn flitzen und ist der unangefochtene König der Klimaschweine? Richtig! Ein Porsche Cayenne.« Hinter dem Fahrzeug war eine meterlange Stoffwolke aufgeblasen, die den übermäßigen Kohlendioxidausstoß dieser Autos symbolisieren sollte. Daneben stand ein kleines Auto von Greenpeace mit einer CO_2-Wolke, die nur halb so groß war.

Die Aktivisten hatten teilweise recht, ein Auto mit diesem Spritverbrauch passte eigentlich überhaupt nicht mehr in die Zeit, war aber dennoch von sehr vielen Kunden gewollt und gefordert. Als es konstruiert worden war, in den neunziger Jahren, hatte es noch keine derart umfassenden Diskussionen über die Problematik von Emissionen durch Mobilität gegeben wie heute. Im Anschluss an diese Greenpeace-Demo belegte Porsche mit vielen Transparenten, die von der »Brücke in Zuffenhausen« herabhingen, dass sie doch nicht so schlecht waren, wie Greenpeace meinte. Und nachdem man die Aktivisten zu Gespräch und Essen geladen hatte, schien man sich gegenseitig zu respektieren.

Schon vor dieser Aktion hatte ich angefragt: »Warum baut ihr den Cayenne nicht mit Dieselmotor, der würde sich sicher gut verkaufen?«

2010 kam der Cayenne II heraus, mit einem Dieselaggregat, allerdings mit einer etwas adaptierten Audi-Maschine. Immerhin, es tat sich etwas. Auf den Cayenne II folgte der Cayenne III, und mit dem Modell S auch in einer Variante mit Hybridmotor. Die dritte Cayenne-Generation liegt im Spritverbrauch unter dem von herkömmlichen Pkws, wenn man entsprechend vernünftig damit fährt. So zeigte sich für mich im Rahmen unserer Familientradition, dass man stetig auf die Spitze des Eisbergs steigt, aber auch sofort umschalten und auf die Notwendigkeiten aktuell sich verändernder Situationen eingehen kann. Autobau – das bedeutet nicht nur ein gutes Fahrzeug zu konstruieren, sondern dabei auf die Geschichte, die Strategie der Firma zu blicken wie auch auf die Kundenwünsche. Diese beiden Seiten müssen miteinander ausgeglichen sein. Das heißt bei Porsche: Tradition und Umweltverträglichkeit. Geschwindigkeit und Nutzen.

Für den Käufer geht es nicht nur darum, den Prototyp eines Autos wahrzunehmen. Einem Erfinder ist nur das Beste gut genug, das beste Kugellager, die besten Zahnräder, das beste Getriebe. Diese Dinge können einfach gehalten, aber das Material muss von höchster Qualität sein. Der Kunde erkennt dazu aber auch die Stärken und Schwächen eines Autos. Ein Beispiel: Beim Neunelfer war der Motor früher luftgekühlt, jetzt ist er wassergekühlt. Anfangs verursachte das einen gewaltigen Aufschrei, denn der Klang des Motors hatte sich dadurch geändert, ebenso das Fahrgefühl. Für den Porsche-Liebhaber war das ein großes Problem. Viele sagten: »Ich fahre den Neunelfer nur in der luftgekühlten Version.« Am Ende siegte jedoch die Einsicht, dass ein luftgekühlter Motor schneller kaputtgeht als ein wassergekühlter, also mehr Vorteile als Nachteile hatte. In diesem Fall dann auch für die Umwelt.

Natürlich: Als Erfinder könnte man Schüttelfrost bekommen, wenn wirtschaftsorientierte Manager meinen, man könne doch jenes an dem einen oder anderen Porsche-Modell weglassen, anderes ebenfalls, das wäre dann alles viel kosteneffizienter. Erst recht, wenn man sich eingestehen muss, dass etwas Wahres dran sein könnte. Trotzdem: Einige Schalter, die früher aus Metall hergestellt wurden, fertigt man heute zwecks Kosteneinsparungsgründen aus Kunststoff und lackiert sie in Metalloptik dazu. Für mich passt das trotzdem nicht.

In Salzburg gibt es den Dorothea Porsche Saal, ein Konzertsaal im Odeïon Kulturforum Salzburg mit einer großen Bühne, die auch für Theaterinszenierungen geeignet ist. Als vorübergehender und bereits ausgeschiedener Geschäftsführer habe ich für den Boden im Erdgeschoss und Stiegenhaus zum Teil Untersberger Marmor gewählt, ein besonderer Kalkstein, der in der Nähe der Stadt Salzburg gebrochen wird. Ich hatte mich dafür entschieden, weil es ein Naturmaterial ist und dem Saal entspricht. Ebenso gut hätte man einfachere Steinmaterialien verwenden können, es hätte viele Kosten gespart, der Saal wäre trotzdem schön geworden, und man hätte ihn von seiner Funktion her genauso gut verwenden können. Ich hätte mit so einer Variante durchaus leben können, wenn das Geld für die andere nicht zur Verfügung gestanden hätte. Wenn aber ein Autokonstrukteur zu viele Abstriche machen muss, wenn bestimmte unabdingliche Komponenten reduziert werden, kann ich verstehen, dass er an seine Schmerzgrenzen gelangt, auch wenn es am Ende das Fahrzeug nicht wirklich schlechter macht. Statt bei den Porsche-Modellen Kunststoff zu nehmen, hätte man Autoteile aus recycelten Materialien produzieren können, das wäre dann neben dem Hinweis auf Kosten auch ein umwelttechnischer Aspekt.

In den jetzigen Zeiten von Finanzkrisen können Effizienz und Sparsamkeit dazu anregen, Dinge nochmals zu überlegen und zu durchdenken. Gerade in der heutigen Automobilbranche sind wirtschaftliche Rentabilität und Nachhaltigkeit entscheidende Stichworte für die Zukunft, aber nicht immer ist billiger auch umweltfreundlicher, leider eigentlich viel seltener. Das könnte aber auch bedeuten, bei der Produktentwicklung viele Dinge aus der Vergangenheit beizubehalten. Nicht immer ist es sinnvoll, auf

Biegen und Brechen etwas verändern zu wollen, nur weil man meint, man müsste als Fahrzeugkonstrukteur grundsätzlich etwas ändern und erneuern.

Zum Glück sind Faceliftings bei unseren Automodellen immer sehr langsam geschehen, was auch damit zu tun hat, dass die Firma Porsche durch eine bestimmte Form von Produktsicherheit groß geworden ist – und an diesem Vorgehen der nur leichten Veränderungen wird hoffentlich auch nach einem engeren Zusammenspiel mit dem Großkonzern VW ein Beispiel genommen.

Ich fahre äußerst gerne Auto und kann mir nur schwer vorstellen, darauf zu verzichten. Ich könnte mir zwar vormachen, in der Automobilbranche sei alles in Ordnung, wenn Fahrzeuge konstruiert werden, die einen geringen Spritverbrauch haben und eine enorme Reduktion von Schadstoffen aufweisen. Aber am Ende ist es nicht mit diesen Verbesserungen getan. Wie gesagt: Neue Technologien sind erforderlich, vollkommen neue Technologien, die auch gegenüber menschlichen Fehlern tolerant sind. Doch Alternativszenarien haben es schwer, weil sie nicht – wie etwa Öl oder Gas – als eine allumfassende Problemlösung erscheinen. Sie sind heterogen, vielschichtig, komplex. Denkt man an Energieformen wie Sonne, Wind oder Wasser – die damit verbundenen Technologien können nur funktionieren, wenn man sie als Teil eines Gesamtsystems begreift, als ein großes organisches Gebilde. An diesem Punkt sind wir noch längst nicht angelangt. Da muss die Automobilindustrie noch einiges hinzulernen.

Vielleicht sollte man Manager anders als heute üblich bezahlen. In einigen Ländern gab es Überlegungen, Ärzte nur dann zu entgelten, wenn ihre Patienten gesund sind und es ihnen gutgeht. Sollten sie ständig krank sein, würden die Ärzte nichts bekommen. Natürlich ist das kein praktikables Modell. Dennoch: Hierzulande werden Ärzte für die *Krankheit ihrer Patienten* bezahlt, also »produzieren sie Kranke«, um zu leben. Aber den Denkansatz für eine andere Vergütung von Medizinern könnte man doch auch auf die Automobilindustrie übertragen: Manager erhalten nur dann ein Gehalt, wenn es aufgrund ihrer Leistungen gerechtfertigt ist, auch ein Spitzeneinkommen zu bekommen, etwa dann, wenn sie Autos entwickeln lassen, die zur Gesundung der Erde beitragen – und damit auch zu jener der Menschen.

Es gibt noch einen anderen Aspekt, den ich erwähnen möchte; ich nenne ihn »technologische Vereinsamung«. Früher konnte man am Motorklang deutlich hören, das ist ein Porsche, ebenso am Zuwerfen und Verriegeln einer Tür: Das ist eine Porschetür. Es gab und gibt noch heute Schalltechniker (Akkustikdesigner), die sich um nichts anderes als die Akustik eines Autos kümmern. Diese Schalltechnologie weicht natürlich von der Umwelttechnologie, von der Kostenpolitik ab – aber es ist das verführerische Element eines Wagens. Ein elektrisch verstellbarer Autositz mit zwanzig Stellmotoren wäre auch meinem Urgroßvater zu viel gewesen. In solchen Fällen läuft man Gefahr, zu behaupten: »Das wollen die Kunden.« Aber wollen sie es denn wirklich? Kunden können nichts wollen, was sie nicht kennen. Eher ist die Frage zu stellen, woher die Kunden über solche Spielereien Bescheid wissen. Können sich diese Kunden all das vorstellen, oder haben sie davon erfahren, weil ein anderer Automobilhersteller eine derartige Elektronik in seine Modelle einfach so eingebaut hat? Schon ist der Zwang gegeben, für die eigenen Modelle entsprechende Konstruktionen zu entwickeln. In einem Cayenne gibt es heute je nach Ausstattung 150 bis 160 Elektrostellmotoren. Viele Autos ähneln mehr dem Cockpit eines Flugzeugs als einem Kraftfahrzeug.

Das nenne ich technische Verarmung, wie es eine seelische Verarmung ist, wenn Menschen stundenlang vor dem Computer sitzen, nicht weil sie das wegen ihres Berufs müssen, sondern weil sie Onlinespiele spielen und darüber vermeintliche Gemeinschaften aufbauen. Reale Kontakte zu Freunden fehlen aber. Von meinen Kindern weiß ich, dass einige ihrer Schulkameraden sich SMS von Kinderzimmer zu Kinderzimmer schicken. Das ist ein verführerischer Sog, und meine Frau und ich schauen genau hin, ob sich eines unserer Kinder davon hat einfangen lassen. Würden wir feststellen, dass es so ist, heißt es, da wieder rauszukommen. Das ist schwer, dazu ist Willenskraft nötig. Aber dabei hilft es, an meinen Urgroßvater und an meinen Großvater Ferry zu denken, die es deshalb weit gebracht haben, weil sie genau diese Willenskraft besaßen. Für mich persönlich ist es eben auch der Wille zur Mitmenschlichkeit.

Porschejaner versus Piëchjaner

Es war schon seltsam – ausgerechnet in dem Jahr, in dem mein Großvater Ferry Porsche 100 Jahre alt geworden wäre, also 2009, verlor die von ihm gegründete Firma ihre Unabhängigkeit. Vorausgegangen war ein Machtpoker: Die Firma Porsche hatte Gewinne gemacht und wollte den VW-Konzern übernehmen – jenes Unternehmen, das mein Urgroßvater mit geleitet hatte und in dem nun Enkel Ferdinand Piech im Aufsichtsrat saß, der nicht nur Autofanatiker, sondern zugleich Porsche-Miteigentümer ist. Die Medien sprachen von einem »Wirtschaftskrieg«, von einem »Duell zwischen Porsche und Piëch«, der letztlich ein Krieg zwischen zwei Cousins war, eine Familienfehde. Doch dann kam die Finanz- und Wirtschaftskrise. Es gab eine Neun-Milliarden-Schuldenlast von Porsche.

Mein Urgroßvater träumte davon, mit der Firma Porsche einen Familienbetrieb zu führen. Doch er verabsäumte, rechtzeitig seine Nachfolge zu klären. Als er starb, gab er in seinem Testament zu verstehen, dass seine Kinder Louise und Ferry den Besitz zu gleichen Anteilen übernehmen sollten. Mein Großvater zog daraus eine Lehre und vermachte schon zu Lebzeiten die Firmenanteile zu 10

Prozent an seine Kinder und an sich selbst, seine Schwester Louise folgte ihm dabei. So kam es, dass Ferdinand Piëch, der sicher auch gerne den Namen Porsche getragen hätte, in Stuttgart als Konstrukteur arbeitete – wie ein Besessener, Tag und Nacht. Da sich Ferrys Söhne nicht so sehr für Rennen interessierten, tat das Ferdinand Piëch, wie sein Großvater Ferdinand Porsche, dafür umso mehr. Er war fasziniert von allen Dingen, bei denen man Rekorde erzielen, etwas voranbringen, ans Limit gehen konnte. So entwarf er mit all seiner Durchsetzungskraft den Porsche 917 mit einem Zwölfzylindermotor. Es war ein Wagnis, eines, das die Firma hätte ruinieren können. 25 Modelle mussten gebaut werden, damit man eine Zulassung als Rennwagen erhielt. Dann startete der Sportrennwagen 1970 auf dem legendären 24-Stunden-Rennen nahe der französischen Stadt Le Mans – und gewann. Das war ein Sieg, der den Namen Porsche, aber auch Piëch wiederum zur Weltmarke machte.

Nach diesem grandiosen Erfolg hätte der Neffe Ferdinand Piëch eigentlich die Führung in dem Stuttgarter Werk übernehmen müssen – doch mein Großvater Ferry war dagegen. Mein Vater wehrte sich auch zeitweise gegen seinen Cousin, weil Ferdinand Piëch zu stark wurde, zu bestimmend. Schließlich entschied sich mein Großvater, den Konflikt zu beenden, indem er die Weisung erließ, niemand aus der Familie dürfe mehr in dem Porsche-Unternehmen arbeiten. Ein Traum musste begraben werden, um wieder eine friedliche Situation zu schaffen. Meinem Onkel blieb eigentlich nichts anderes übrig, als bei VW einzusteigen, bei der Automarke Audi.

Mein Onkel Dr. Wolfgang Porsche sprach von einer »freundlichen Fusion« von Porsche und VW, die sich durch die Folgen der Finanzkrise 2008/2009 in eine fast »feindliche Übernahme« verwandelte.

Doch in der einsetzenden Wirtschaftskrise war unsere Firma und ihr Überleben leider auch von Banken abhängig. Die hohen Kredite forderten ihre Opfer. Die Manager Wiedeking und Härter wurden entlassen, dabei hatte Wiedeking erst durch sein Management das Unternehmen 1993 vor dem Untergang gerettet. Dr. Wolfgang Porsche musste im Juli 2009 der Belegschaft mit Tränen in den Augen verkünden: »Der Mythos Porsche überlebt und wird nicht untergehen.«

Für alle aus dem Porsche-Clan war dieser zweite Fast-Untergang ein Schock, insbesondere für meinen Onkel Wolfgang – er wird innerhalb der Familie auch »Wopo« genannt –, der sich für die Firma sehr einsetzt und noch immer sein Büro in der Unternehmenszentrale in Zuffenhausen hat, ausgestattet mit Möbeln, die schon meinem Großvater Ferry gehörten. Dass Porsche einmal an VW verkauft werden könnte, war in seinem Weltbild eine Unmöglichkeit.

Auch wenn es heißt, bei dieser Verschiebung von Machtverhältnissen sei nicht nur ein Übernahme-, sondern ebenso ein Familienkampf betrieben worden, war es letztlich das Zeigen eines verwandtschaftlichen Willens aus uralten Zeiten. Eine Demonstration des Willens auf diese Weise kann viel bewirken und zustande bringen.

Bei einem Weiterlaufen der neu initiierten Prozesse werden wir, Mitglieder und Gesellschafter des Porsche-Clans, viel Schmerzvolles erfahren, doch zugleich entsteht auch viel Gutes, da bin ich mir sicher. Ich jedenfalls bin geneigt, auf die positiven Seiten einer Entwicklung zu blicken. Trotzdem verschließe ich nicht die Augen davor, dass der eventuelle Zusammenschluss oder das Näherkommen mit VW, dem drittgrößten Automobilkonzern der Welt auf dem Weg zum größten, vollkommen andere Strukturen für die Firma Porsche bedeutet. Das macht Angst, das bereitet auch Sorgen.

Aber unabhängig von derartigen Entwicklungen ist zu fragen: Wie wird es generell weitergehen? Inwieweit werden wir Porsche-Gesellschafter in Zukunft ein Mitsprecherecht haben? Wenn ein Unternehmen insgesamt an Größe gewinnt, ist davon auszugehen, dass der Einfluss der einzelnen Gesellschafter immer kleiner wird, selbst wenn die Zusammenlegung mit VW nicht zustande kommt. Was damit zusammenhängt, dass durch weitere Firmenaufkäufe immer mehr Personen ein Mitsprecherecht bekommen. Zudem wird es dadurch schwieriger, einen derart großen Konzern wie VW genau kennenzulernen; der Abstand zu Konzern und den darin tätigen Menschen wird nicht gerade geringer. Familiensprecher haben ihre Rechte, aber hauptsächlich übernehmen Aufsichtsräte die Geschicke des Unternehmens. Der einstige Handschlag meines Großvaters, mit dem ein Vertrag besiegelt wurde – diese Zeiten sind endgültig vorbei. Und statt des Zurufs: »Selbstverständlich, Herr Porsche, gehen Sie nur hinein in die Werkhallen«, wenn mein Großvater Ferry sich über die neuesten Produktionsabläufe und Ideen informieren wollte, ist es jetzt erforderlich, sich vorher anzumelden und einen Ausweis mitzubringen, wenn man der Firma einen Besuch abstatten will. Man wird kontrolliert und muss angeben, was man in den Betrieb hinein- und wieder hinausnimmt, was man dort eigentlich will.

Durch einen Zusammenschluss kann die Firme Porsche aber auch bodenständiger, solider werden. »Mächtiger« würde ich nicht sagen wollen, der Begriff gefällt mir nicht. Dennoch besteht die Gefahr der Überheblichkeit, wenn man zu einem Konzern gehört, der sich zum weltgrößten Automobilunternehmen entwickeln will. Diese Gefahr ist momentan nicht manifest, aber sie besteht. Wichtiger erscheint mir jedoch, dass sich durch die mögliche Übernahme neue Kontakte zu Lieferanten entwickeln werden und sich durch gemeinsames Einkaufen die Kosten für viele Produkte reduzieren, was sich letztlich auch auf den Preis für den Kunden auswirken könnte. Doch zu wessen Lasten?

Um den angesprochenen Familienwillen noch deutlicher zu machen: Den Familien Piëch und Porsche könnte man durchaus unterschiedliche Rollen innerhalb einer Familie zuordnen. Die Vaterrolle würden bei dieser Betrachtung die Piëchs einnehmen, einst vertreten durch Frau Kommerzialrätin Louise Piëch – die nach dem Tod ihres Mannes in eine Firmensituation hineingestoßen wurde und als Frau männlicher wirken musste als ihr Bruder. Die Mutterrolle wäre der Seite meines Großvaters Ferry Porsche zuzuordnen, der die Chance hatte, »weiblicher« agieren zu können. Mit anderen Worten: Da wäre der Porsche-Stamm mit der etwas weicheren und sozialen Einstellung – das durch das anthroposophische Denken meiner Großmutter Dorothea Reitz verstärkt wurde –, und der Piëch-Stamm mit der etwas härteren, sehr wirtschaftlich ausgerichteten Denkweise. Was auch kein Wunder war, denn als Anton Piëch Louise Porsche heiratete, eine Frau, die ja aus einer besonderen Familie kam, war das bestimmt nicht einfach. Mit Sicherheit gab mein Urgroßvater Ferdinand Vorgaben vor; ein Schwiegersohn konnte sich nur mit außergewöhnlicher Linientreue behaupten, wenn er zeigte, dass er ein starker, stringenter Geschäftsmann war. Immerhin gab meine Großtante nach der Heirat ihren berühmten Nachnamen ab und nahm stattdessen den ihres Mannes an. Außerordentliche Anstrengungen waren notwendig, um das zu kompensieren. Entsprechend war das Familienklima innerhalb der Porsche-Linie ein völlig anderes als bei den Piëchs. Das stelle ich als Tatsache hin, bewusst ohne Wertung.

Urgroßvater Ferdinand war der Ursprung beider Familien. Und auch wenn sie sich in den vergangenen Jahrzehnten in manchen Bereichen auseinanderentwickelt haben, die Zielsetzung ist jeweils gleich geblieben: Nämlich in die Zukunft hinein etwas Erfolgreiches betreiben zu wollen. Was bis heute auf der einen oder anderen Ebene auch gelungen ist. Aus meiner ganzheitlichen Perspektive würde ich behaupten, dass es aus den jetzigen Generationen heraus den Drang gibt, sich wieder mehr zu verbinden, die Divergenzen zu neutralisieren. Der Zeitpunkt ist da, offen, ehrlich und freundschaftlich miteinander zu kommunizieren. Denn je geringer der Einfluss der einzelnen Familienmitglieder bei einem großen Konzern wird, umso gleichberechtigter können wir miteinander umgehen, oder je einheitlicher die Familien auftreten, umso mehr Einfluss können sie nehmen. Als einzelnes Porsche-Mitglied mit einem Anteil von etwa 10 Prozent kann ich mich ungemein anstrengen und in die Firma einbringen oder auch immens faul sein. Die damit verbundenen Konsequenzen sind nicht vergleichbar mit denen, wie sie noch in der Generation meines Großvaters zum Tragen gekommen wären.

Was wäre mit Porsche passiert, wenn die Finanz- und Wirtschaftskrise nicht gekommen wäre? Wer weiß, vielleicht wäre der VW-Konzern tatsächlich in das Porsche-Unternehmen übergegangen. Das wäre ein Siegeszug gewesen,

und zwar ein gigantischer. Aber wenn man die Größenver-
hältnisse und die Angelegenheit neutral betrachtet, hätte
man es auch hämisch auslegen können: Der Riese Goliath
wird vom kleinen David besiegt. Einige hätten die Unter-
ordnung des Großbetriebs für gut befunden, es als Begründung genommen, dass das VW-Werk angesichts der
Rolle, die das Unternehmen in der Zeit des Nationalsozialismus spielte, auf diese Weise weniger Chancen hätte,
größenwahnsinnig zu werden. Allerdings kann ich auch
einer anderen Argumentation nicht folgen: Nur weil mein
Urgroßvater den Käfer gebaut hat und erst danach den
Porsche, hätte VW ein größeres Anrecht auf eine Konzern-
führung. Entscheidend ist allein: Volkswagen ist ein Unternehmen mit einer Palette an Möglichkeiten für jedermann.
Lieferwagen, Lastwagen, einfache Personenfahrzeuge und
eben Sportautos neben allen Besonderheiten, die es sonst
noch gibt. Von all diesen Fahrzeugtypen lässt sich, wie gesagt, profitieren und lernen.

Klar, dass ich für diese Vorstellung bestimmt erneut als
»Gutmensch« oder als »Jesus Cayenne« bezeichnet werde — aber einer aus der Porsche-Familie muss mit solchen
eher sozialen Gedanken in die Öffentlichkeit gehen. Natürlich bin ich nicht Jesus und würde mich auch nicht mit
ihm vergleichen wollen. Und es muss auch nicht Daniell
Porsche sein, der Dinge ausspricht, die in der Familie sonst
eher verschwiegen werden, aber es sollte einer aus der Familie tun, sollte ausdrücken, was viele innerlich womöglich
und durchaus genauso denken.

Ich habe mich jedenfalls bereit erklärt, aus dem Großkonzern nicht lediglich nur herauszuziehen, sondern mein
Wissen, meine Fähigkeiten, auch meine Unfähigkeiten
einzubringen und zur Verfügung zu stellen — aber natürlich nur, wenn es sinnvoll erscheint und gebraucht wird.

Ich gehöre nicht zu den Porsche-Familiensprechern, diese Positionen werden hauptsächlich von der Generation meines Vaters eingenommen. Aus meiner Generation, der vierten, sitzt nur Dr. Oliver Porsche im Aufsichtsrat. Er ist der älteste Sohn meines Onkels Ferdinand Alexander, dem ältesten Bruder meines Vaters. Da er ein sehr fleißiger, sehr agiler und sehr strikter Mensch ist, mit der entsprechenden Ausbildung und einer unheimlichen Gabe, die Dinge zu überblicken, ist er für diese Aufgabe sehr geeignet – wesentlich besser als ich. Auf der Piëch-Seite gibt es aus der vierten Generation bisher niemanden, der eine ähnliche Position einnimmt. Was auch daran liegen mag, um es vorsichtig auszudrücken, dass Ferdinand Piëch jemand ist, der seine Kräfte dem Unternehmen so lange zur Verfügung stellt, wie er eben nur kann. Es mag sein, dass er diesen Sieg, diesen Triumph, diesen Ruhm braucht, ihn auch verdient hat! Ich kann mir jedenfalls nicht vorstellen, dass es aus meiner Generation jemanden gibt, den er zu seinen Lebzeiten als Nachfolger einsetzen würde. Wer könnte ihm denn auch das Wasser reichen?

Mein Vater ist von diesem Amt zurückgetreten. Doch als er noch in dieser Funktion tätig war, gab er durchaus seine Meinung kund, wenn es um Form und Ausstattung eines Modells ging. Unsere Generation hat die Möglichkeit, über die Familiensprecher Wünsche und Anregungen mit einzubringen. Das ist auch bei den Treffen der Piëchs und Porsches möglich, auf denen Prototypen von Fahrzeugen vorgestellt, Testfahrten veranstaltet werden oder man sich in einer Produktionsstätte gemeinsam ein neues Fließband anschaut. Dadurch bekommt man Einblick in das laufende Geschehen – sei es als mögliche Unterfirma eines großen Konzerns oder als weiterhin selbständiges Unternehmen.

Wie jeder Aktionär fahre ich meistens zur Hauptversammlung, nicht zuletzt, weil es mir ein Anliegen ist, dabei zu sein. Ich stehe hinter der Firma, auch wenn ich mit meinen Dividenden soziale Projekte fördere.

Wobei mir vollkommen klar ist, dass mein Onkel Ferdinand Piëch mein soziales Engagement nicht nur befürwortet, da es wohl kaum seiner Vorgehensweise im Umgang mit seinem Vermögen entspräche. Er hätte sicher keine derartige Schule gebaut. Womit ich nicht sagen will, dass er sozial nicht kompetent wäre. Er kann meine Entscheidung sehr wohl akzeptieren, wenn er die Alternative sieht: ein Leben in Saus und Braus. Das mag er ebenso absolut nicht. Dieses aber kann ich wiederum unterstreichen, denn ich mag es auch nicht.

Wie lebt man als Herr Porsche?

Einer meiner Onkel hat sehr wenig mit der Familie am Hut: Gerhard Anton Porsche ist von Beruf Landwirt. Er kommt zwar zu Hochzeiten, Geburtstagen, auch zum traditionellen Dirndlball auf dem Schüttgut, da er gesellig und umgänglich ist, aber er gehört zu den Porsche-Mitgliedern, die sagen: »Ja, ja, lass die da oben nur machen, die haben eh keine Ahnung.« Er sagt deutlich seine Meinung, gerade heraus, was in unserer Familie nicht unbedingt üblich ist.

Gerhard Anton gehört zu jenen aus unserem Clan, die sehr gern Porsche fahren, und zwar sehr gern schnell Porsche fahren. Einmal fuhr er so rasant auf der Autobahn, dass er – aus welchen Gründen auch immer – von der Fahrbahn abkam und neben der Autobahn auf einem Feld landete. Ein anderer Autofahrer fuhr nicht gerade langsam an der »Unfallstelle« vorbei – er hatte gesehen, dass nichts passiert war, sich aber die Automarke gemerkt.

Als sich die beiden zufällig an einer der nächsten Autobahntankstellen trafen, sprach der irritierte Fahrer meinen Onkel an: »Moment mal, Sie sind doch gerade von der Straße abgekommen und im Acker gelandet. Wie kann es sein, dass Sie hier sind? Sind Sie es wirklich?«

Gerhard Anton antwortete: »Ich bin es wirklich. Sie haben kein Gespenst vor sich, das sehen Sie doch, oder!«

Der andere konnte es immer noch nicht fassen, während mein Onkel schon längst wieder in seinen Porsche gestiegen war und losfuhr.

Als Landwirt war er auch ein passionierter Jäger, genau wie seine Brüder Ferdinand Alexander und Wolfgang, nur mein Vater hielt sich da raus, sowohl aus der Jägerei wie auch aus der Landwirtschaft. In dieser Hinsicht tanzte er ziemlich aus der Reihe, was ebenfalls auf seine Emotionen, seine Einstellungen und seine Gutmütigkeit zutrifft.

Wahrscheinlich bin ich deswegen einer aus dem Porsche-Clan, der am weitesten von den Traditionen entfernt zu sein scheint, wenngleich ich innerlich, nochmals gesagt, der Firma sehr verbunden bin – jedenfalls, was den Bereich der Technik, der Fahrzeuge, der Menschen und des Sozialen anbelangt. Von meinen technischen Interessen her wäre ich gern in die Forschungsabteilung gegangen und habe das auch lange Zeit erwogen. Doch dann habe ich mich dagegen entschieden, ohne mich zu erkundigen, ob dazu überhaupt eine Möglichkeit bestanden hätte. Zum einen entschied ich mich gegen eine Tätigkeit im Unternehmen Porsche, da es in Stuttgart-Zuffenhausen oder an einem anderen Standort in Deutschland liegt. Zwar betrachte ich Stuttgart als meine Wahlheimat, doch mein Zuhause ist Salzburg. Wäre die Produktions- und Entwicklungsabteilung in Salzburg gewesen, was ursprünglich geplant war, hätte das wahrscheinlich anders ausgesehen, doch da die damaligen österreichischen Politiker nach dem Zweiten Weltkrieg keine Industrie in der Stadt ansiedeln wollten, zog die Familie ins zerbombte Stuttgart, zumal es dort günstige Aufbauhilfen gab. Wäre ich dann in das Unternehmen eingestiegen, hätte ich Freunde und Familie dennoch nicht aufgeben müssen – wobei mit einem Einstieg keine Führungs- oder Managerposition verbunden gewesen wäre (das war nicht mehr erlaubt). Wie mein Urgroßvater Ferdinand Porsche trug ich ja seit Kindertagen dieses »Technik-Gen« in mir, hatte einen tief in mir sitzenden Willen zum Entwickeln.

Unabhängig davon gab es jedoch noch einen zweiten Aspekt. Eine Mitarbeit in der Firma Porsche als Urenkel des »genialen« Konstrukteurs wäre unweigerlich mit Folgen verbunden gewesen. Schnell hätte es geheißen: »Ist doch klar, der Porsche rutscht hier einfach so in den Betrieb rein, macht höchstens zwei Telefonate und hat dann sofort einen ruhigen Job.« Oder: »Der bekommt doch sowieso Geld, mit einem Job würde er noch mehr verdienen und womöglich auch noch so tun, als gehörte ihm die Firma. Außerdem nimmt er einen Arbeitsplatz weg.« Oder: »Was hat der denn schon für eine Ausbildung? Pädagogik und Musiktherapie? Na, was will der denn damit in dem Unternehmen machen? Einen Betriebskindergarten leiten? Wenn er schon zu uns kommt, hätte er wenigstens was Anständiges lernen sollen, was so ein richtiger Autobauer eben braucht.« Mit anderen Worten: Man hätte mir auf die Finger geschaut, genau geprüft, ob mir etwas misslingt – oder im besten Fall gelingt. »Na siehste, der kann es ja doch nicht, das hab ich schon von Anfang an gewusst.«

Neid, Unverständnis, Vorurteile – ich hätte nicht gewusst, wie ich damit umgehen soll. Und wie hätten die anderen Familienmitglieder reagiert, die nicht im Betrieb arbeiteten? Letztlich gab es so viele ungeklärte Probleme, dass ich mir sagte: »Ich stehe hinter der Porsche-Technik, hinter unserer Firma, aber ich habe Bedenken, im Betrieb tätig zu sein.« Und so entschied ich mich, aus den mir zur Verfügung stehenden Geldern etwas zu machen, das ich persönlich verantworten kann. Ich löste mich von der mit meinem Namen verbundenen Vergangenheit. Damit wurde ich nicht nur frei, sondern hielt auch das Familien- und Firmengeschehen aus meiner Sicht und nach meinen Möglichkeiten im Gleichgewicht. Das war stimmig für mich. Was mich aber nicht daran hindert, die eine oder andere kleine Idee, eine technische Veränderung vorzuschlagen, etwa im Zuge einer Anhängerkupplung bei einem Porsche Cayenne der zweiten Generation, welche dann auch tatsächlich verwirklicht wurde.

Noch immer schaue ich mir wie als Kind ein Auto von vorne bis hinten genau an, von unten und oben, von rechts und von links. In dieser Hinsicht bin ich spitzfindig, penetrant und forschend geblieben. Schon immer durften wir aus dem Porsche-Clan alle firmeninternen Wagen fahren, und nach einer Fusion mit VW würde sich so die Auswahl an Marken immens vergrößern; neben einem VW kann ich nun auch noch einen Audi, Seat, Škoda, Bentley, Bugatti oder Lamborghini fahren. Mit der Folge, dass ich neben dem Porsche Cayenne Diesel auch einen Cayman fahre, oder einen Škoda Yeti. Ich spüre fast, dass bei der Konstruktion der Geländewagen noch viel von den Kübel- und Jagdwagen übernommen wurde, die von meinem Urgroßvater konstruiert wurden. Da muss ich nur Wurf, Sturz und Spur nehmen. Die hinteren Reifen gehen eher auseinander, die vorderen stehen nach unten hin zusammen – diese Reifenstellung der Kübelwagen findet man beim Cayenne wieder und etwa beim Škoda Yeti. Das mag vielleicht nur mir auffallen, aber ich denke, das ist berechnet, das hat technische Gründe, etwa eine bessere Bodenhaftung im Off-Road-Bereich. Übrigens findet man diese Reifenstellung auch beim Neunelfer wieder.

Die Fahrzeuge, hinter deren Steuer ich mich setze, teste

ich bis an ihre Grenzen aus, in den verschiedensten Fahr-situationen. Die Bremsen müssen schon glühen und die Reifen rauchen, das Gelände so steil sein, dass das Gefährt fast umkippt. Und natürlich achte ich darauf, welches Auto mich am meisten begeistert – noch ist mein größter Favorit der Porsche Cayenne. Ein Geländefahrzeug, das für meine Bedürfnisse sehr tauglich ist, äußerst gelungen. Schöne Formen, perfekte Fahreigenschaften. Wobei ich genauso glücklich bin, wenn ich einen Škoda Yeti fahren kann. Interessant sind die Erfahrungen, die man macht, wenn man mit einem Cayenne oder einem Yeti unterwegs ist. Steigt man aus dem einen oder aus dem anderen Wagen, wird man anders begrüßt und in der Öffentlichkeit anders wahrgenommen. Entweder fällt man auf, oder man ist Herr Jedermann. Manchmal ist es mir direkt ein Bedürfnis, etwa in einem Škoda aufzukreuzen, nur um die Leute auch einmal vor den Kopf zu stoßen. »Wieso fährst du denn so ein Auto, das hat doch ein mieses Image?«, werde ich dann gefragt. Meine Antwort: »Ich bin begeistert von dem Yeti, er ist ein wunderbares Auto, da scheppert nichts, da stinkt nichts mehr, es ist längst kein Škoda mehr, sondern ein VW. Man muss sich nur von den alten Bildern im Kopf verabschieden.« Seitdem ich den Yeti fahre, konnte ich innerhalb kürzester Zeit schon viele Menschen dafür gewinnen, sich dieses Modell anzuschaffen, zur vollen Zufriedenheit. Hätte ich vielleicht Autohändler oder Verkäufer werden sollen?

Luxuskarossen wird es immer geben, sie werden stets einen Stellenwert haben, aber die Grundfunktion eines Autos besteht darin, zu verhältnismäßig fairen und guten Bedingungen Personen von A nach B zu befördern, ansprechend auszusehen und einen gewissen Komfort zu bieten. Mehr nicht. Ob Škoda, Porsche oder VW, alle sind

Autos, die ein Lenkrad, vier Räder, Türen etc. haben. Sie unterscheiden sich nur durch die Qualität, die Ausstattung, die Ausführung, die verwendeten Materialien, die Stärke des Motors – und den Namen, das Image. Natürlich könnte ich auf meinem Škoda ein Porsche-Logo anbringen, das sich aus dem Wappen des Freien Volksstaats Württemberg und dem der Stadt Stuttgart zusammensetzt – und auf einem Porsche ein Škoda-Emblem (ein geflügelter Pfeil), dennoch würde keiner den Škoda für einen Porsche halten oder den Porsche für einen Škoda.

Doch unabhängig von diesen Unterschieden, und wenn ich allein das Kerngeschäft der Automobilindustrie betrachte, den eben beschriebenen Transport von A nach B, bin ich gar nicht so unglücklich, dass VW und Porsche jetzt enger miteinander verbunden sind. Durch die breite Palette an Fahrzeugtypen ist es möglich, das Know-how der verschiedenen Firmen gegenseitig zu nutzen. Damit, ob zusammen oder eben auch jeder für sich – aber schuldenfrei, könnte der »Machtkampf«, der »Krieg«, wie es in den Medien zuvor kolportiert wurde, beendet sein, zumindest beruhigt werden. Statt ein Gegeneinander wird es ein Miteinander geben. Mag das von anderen als eine zu rosige Aussicht meinerseits betrachtet werden, als ein Blick durch die berühmte rosarote Brille – doch die Chance eines gemeinsamen Nutzens besteht. Wie sie umgesetzt wird, liegt an den Menschen, die darüber zu entscheiden haben. Krieg ist ja eigentlich nichts anderes als ein Konflikt, der ursprünglich durch zwei voneinander abweichenden Ansichten ausgelöst wurde und nicht wieder ins Lot gerät.

Porsche – das ist ein Name mit vielen Bedeutungen. Porsche steht für ein Produkt, für ein bestimmtes Auto, ist Inbegriff für eine Technologie, kennzeichnet ein spezielles Design, gleichzeitig ist es ein Name für einzelne Personen, für eine Familie. Ich wusste zunächst ja viele Jahre lang nicht, dass die Familie Porsche, in die ich hineingeboren wurde, auch etwas mit jener Firma zu tun hat, die Fahrzeuge herstellt. Porsche als Familienname und Porsche als Produzent von schnellen Wagen, das war für mich lange etwas Getrenntes. Ein Herr Porsche war nicht ein Mensch, der auf vier Rädern durch die Welt fährt, und das Auto hatte nicht zwei Beine, die mit einem menschlichen Herzschlag verbunden waren. Selbst als ich begriffen hatte, dass sozusagen Porsche A und Porsche B vom Ursprung her zusammengehören und man sich damit verbunden fühlte, blieb die gedankliche Trennung existent. Vielleicht war das ganz gut so, um eine gewisse Distanz davor zu wahren, dass ich einen Namen trug, der nicht nur in Österreich und Deutschland bekannt ist, sondern global. Und dass er mit verschiedenen Fürs und Widers verknüpft ist, mit verschiedenen Vorteilen, aber auch Problemstellungen.

Entscheidend war für mich jedoch die Erfahrung, dass es möglich ist, ein- und denselben Namen für völlig Gegensätzliches zu verwenden, nämlich für den Menschen auf der einen Seite und die Technik auf der anderen, für Soziales beziehungsweise Industrie und Wirtschaft.

Wenn ich sozial bin, bedeutet es nicht, dass ich vollkommen unwirtschaftlich bin – obwohl ich zugeben muss, dass die meisten meiner persönlich ins Leben gerufenen Projekte rein ökonomisch betrachtet nicht gerade gewinnbringend sind. Wahrscheinlich bin ich aber auch in dieser Hinsicht in meiner Familie ein Querdenker: Gewinn muss man nicht maximieren, man muss nicht das Letzte aus den Mitarbeitern und den Endkunden herausholen. Ähnlich ist das Denken in der Waldorfpädagogik: Es geht nicht darum, möglichst früh möglichst viel und möglichst schnell zu lernen, sondern entsprechend den Altersstufen das

Richtige, das Entsprechende zu lehren, wobei die Phantasie an erster Stelle steht – jene Kraft, die den Menschen für das ganze Leben tauglich macht.

Heute haben die meisten neuentstandenen Firmen nichts mehr mit dem Namen des Gründers zu tun – Microsoft etwa heißt Microsoft und nicht Bill Gates; mit dieser Bezeichnung wird einfach das Produkt näher beschrieben, denn der Käufer soll sich mit ihm identifizieren und verbunden fühlen und nicht mit Bill Gates. Aber auch aufgrund der gesellschaftlichen Entwicklung sowie der Rechts- und Finanzmarktsituation übernehmen kaum noch Einzelpersonen die Haftung für einen großen Betrieb, immer häufiger sind es Konstrukte von mehreren Leuten, die Verantwortung tragen oder auch nicht.

Eine ähnliche Firmenstrategie zeigte sich auch bei Porsche. Mein Großvater konnte noch sagen: »In meinem Umfeld habe ich kein Fahrzeug gefunden, das meinen Vorstellungen entsprochen hat, deshalb baue ich mir ein eigenes.« Dadurch war klar, dass dieses Produkt, das ganz aus seinen Vorstellungen und Wünschen heraus entstanden war, seinen Namen tragen sollte – zumal das von seinen technischen Fähigkeiten, seinem Denkvermögen und seinen finanziellen Möglichkeiten her keine Probleme aufwarf. Ich bin mir zu 100 Prozent sicher, dass Ferdinand Porsche und auch noch mein Großvater Ferry sich viel mehr eins mit dem Produkt gefühlt haben als die Generation meines Vater, ganz zu schweigen von meiner eigenen. Ich habe, wie gesagt, nicht mehr das Gefühl, dass ich auch irgendwie ein Auto bin. Und dass meine Autos, sollten sie empfinden können, Menschen wären oder vielmehr mein Eigen sind und zu mir gehören.

Wichtiger als der Name ist für mich, wofür mein Urgroßvater stand: Mit wenigen und einfachen Mitteln Qualität zu schaffen, etwas Hochwertiges herzustellen. Das trage ich zumindest als Ideal in mir, wenn auch nicht auf der Ebene der Autoindustrie. Aber in der Paracelsus-Schule versuche ich mit verhältnismäßig geringen Mitteln Perspektiven für Kinder zu schaffen, die später vielleicht kriminell oder straffällig geworden oder in der Psychiatrie gelandet wären. Scheinen die Kosten, die zum Erhalt der Schule gebraucht werden, erst einmal hoch zu sein, sollte man nur dagegenrechnen, was ein jahrelanger Aufenthalt in einer Psychiatrie oder in einer Haftanstalt kostet. Doch mir geht es vorrangig nicht um Kosten, sondern um den Menschen. Und um ihn geht es in der heutigen Wirtschaft nicht mehr wirklich. Zwar bin ich ein Porsche und gehöre damit einer Industriedynastie an, aber ich versuche zu zeigen, dass man Geld erwirtschaften, aber auch sozial ausgeben kann. Ein Unternehmen, das wird oft vergessen – und es steht sogar im deutschen Grundgesetz –, ist ein Sozialverband. Dieses Denken wieder zu fördern wäre notwendig, wenn ich auch weiß, dass ich als Einzelperson nur sehr wenig durchsetzen kann. Ein stetig steigendes Bruttosozialprodukt ist die Messlatte für unser Wohlergehen – leider. Wir belügen uns dadurch selber!

Soziale Aspekte sehen bei Porsche so aus: Bei einem guten Jahr mit einer Gewinnmaximierung werden Zusatzzahlungen gemacht; Boni werden ausgegeben, wenn Verbesserungen in den Produktionsablauf eingebracht wurden.

Auch hier geht es um die Rendite, und all das hat mit der Entwicklung des Aktienmarktes zu tun. Der Finanzmarkt ist in eine Richtung gerutscht, die mit seiner ursprünglichen Idee nichts mehr zu tun hat. Einst hatte die Aktie die Funktion, einer Einzelperson, einer Einzelidee zu helfen, Kapital für eine Firma aufzubringen, das sie allein nicht besaß. Durch das Kapital mehrerer Menschen konnte die Produktion zum Laufen gebracht werden, wodurch wiederum Gewinn entstehen konnte. Menschen fanden Arbeit. Die Kapitalgeber erhofften sich auf diese Weise, das eingezahlte Geld zurückzubekommen, vielleicht sogar ein bisschen mehr. Doch der Grundgedanke war: Gleichgesinnte versuchten etwas gemeinsam auf die Beine zu stellen, das auch für andere Menschen einen Sinn ergibt. Diese marktwirtschaftliche Philosophie ist völlig untergegangen. Man sagt nicht mehr: »Ich freue mich, wenn es einer Firma gutgeht und begleite sie deshalb weiter«, man freut sich am Aktienmarkt bloß, wenn es einem Betrieb mal gut und mal schlecht geht. Es lohnt sich ja nur, in ein Unternehmen einzusteigen, wenn die Aktien ein niedriges Niveau haben und nach einer Weile wieder zu klettern beginnen – um dann aus dem Geschäft auszusteigen. Ein Dabeibleiben über viele Jahre, ein Hinter-der-Aktie-Stehen und damit auch hinter einer Firma, gibt es kaum noch. Zugegeben: Einen Großteil meiner Projekte kann ich nur deshalb realisieren, weil auch unsere eigene Firma Teil dieses »neuen« Aktienmarktes ist. Dadurch werden Gewinne forciert und vergrößert – wovon ich als Gesellschafter profitiere. Was aber im Umkehrschluss bedeutet, dass man am Markt nichts ist, wenn man es nicht hinbekommt, jährlich eine bestimmte Rendite zu erzielen. Wir würden uns belügen, wenn wir es nicht wahrnehmen.

Ebenso in einem anderen Punkt: Umsatzsteigerungen, die durch Preiserhöhungen zustande kommen, werden meist als Gewinn verbucht, auch bei vorhandener Inflation. Im Prinzip steigern wir mit entsprechenden Preiserhöhungen aber nur den Verfall unseres Geldes. Doch das ist gewollt, da man der Ansicht ist, nur ein Prozess sich verändernder Wertigkeiten führt dazu, dass die Wirtschaft

Aufschwung und Erfolg verzeichnet. Auch hier wäre anzunehmen, dass man eher glücklich darüber sein müsste, wenn unser Geld immer den gleichen Wert hätte und alles, was damit zusammenhängt! So ist es aber leider nicht.

Anders gesagt: Könnten wir uns darauf verlassen, dass wir in zehn Jahren zum Beispiel für einen Euro immer noch fünf Semmeln bekommen, müssten wir nicht das Wirtschaftswachstum in dem Maße ausreizen, wie es bisher geschieht. Und Ausreizen heißt ja nichts anderes, als dass einige groß an diesem Auf und Ab der Kurse gewinnen – manche bei der aufsteigenden Welle, manche am Kamm, manche bei der herabstürzenden, sich brechenden Welle. Andere jedoch verlieren immens, sowohl bei diesen Berg- wie auch Talfahrten. Das Geschick besteht darin, genau den richtigen Zeitpunkt zu erwischen. Andere Mitglieder aus unserem Porsche-Clan werden das sicher nicht so sehen.

Nochmals: Die Wirtschaft hat eine soziale Verpflichtung, das ist mein Leitsatz. Doch was ist soziale Verpflichtung? Ist es schon eine soziale Verpflichtung, wenn ich Dinge produziere – etwa Autos –, die von vielen Menschen verwendet werden können? Geht die soziale Verpflichtung vielleicht so weit zu sagen, die Arbeitsplätze im Unternehmen müssen gesichert bleiben? Oder geht sie noch darüber hinaus? Denn wenn eine Firma wächst, könnte man zum Beispiel die Produkte günstiger anbieten. In der Automobilindustrie wird das kaum gemacht, aus Angst, man könnte dadurch unglaubwürdiger werden, den Markt zerstören. Warum kostet der Wagen plötzlich weniger? Hat er eine Macke? Soziale Verpflichtung könnte aber eine andere Preisgestaltung bedeuten. Diese müsste nicht unbedingt Angebot und Nachfrage folgen, sondern nach Rohstoffvorkommen und Notwendigkeit strukturiert sein. Vieles sähe dann wesentlich anders aus.

Jonglieren mit sieben Bällen

Wir aus der Porsche-Dynastie sind genauso wie andere Menschen, zum Glück, nur mit anderen Aufgaben, mit anderen Erwartungshaltungen behaftet – ob gewollt oder nicht gewollt. Was aber auch bedeutet, dass wir in vielen Bereichen gar nicht so frei sein können, wie wir wollen. Und auch das sollte man kommunizieren und nicht unbedingt verschweigen. Nahezu jeder verbindet mit dem Namen Porsche die eine oder andere Vorstellung und Erwartung. Dadurch wird es einem nicht gerade leichtgemacht, sich vollkommen frei zu fühlen, wenn man zu einer solchen Familie gehört. Um größere Freiheit zu erringen und nicht den üblichen Erwartungen zu entsprechen, entwickelt man womöglich einen Sport daraus, eine gewisse Freude, Menschen vor den Kopf zu stoßen. Wobei ich nur berichten kann, was ich persönlich in meinem Umfeld erlebt habe, jedes andere Familienmitglied würde sicherlich andere Erfahrungen beisteuern können.

Die Erwartungshaltung ist schnell umrissen: Der Herr Porsche kommt aus einer sehr reichen und weltweit angesehenen Familie, hat berühmte Vorfahren, die auch mit Hitler und dem Nationalsozialismus zu tun hatten. Emotional hat er möglicherweise ein paar Lasten zu tragen, aber finanziell braucht er sich keine Sorgen zu machen. Er kann sich alles leisten, was er will.

Ohnedies erhält er jedes Auto, das er sich in der Firma aussucht. Am nächsten Tag steht es bereits vor seiner Tür, natürlich kostenlos zur Verfügung gestellt und mit vielen oder allen Freikilometern. Wenn der etwas herschenkt, kratzt ihn das kaum, im schlimmsten Fall kann er sich seine fünfte Luxusyacht nicht mehr leisten. Aber letztlich wird davon kaum auszugehen sein, vielleicht muss er nur auf einen Spezialanstrich verzichten. Gibt er ein paar Millionen für Sozialprojekte aus, ist das, überspitzt formuliert, höchstens ein Zipfelchen vom dicken Polster.

Vergessen wird dabei, dass etwa meine Sozialprojekte mit viel Verantwortung verbunden sind und ich es mir überhaupt nicht leicht mache, wann ich jemandem etwas zur Verfügung stelle. Diejenigen mit den erwähnten Erwartungen taxieren mich nach dem Motto: »Wenn ihr bedürftig seid, ruft bei Herrn Porsche an oder schreibt ihm einen Brief. Er wird euch nett antworten und sicher auch etwas geben.« Das ist ebenso ein Phänomen, das ich erlebe, wenn ich einzelnen Menschen helfe. Sie sind dann so glücklich über die Unterstützung, dass sie vor lauter Freude ihrem gesamten Bekanntenkreis von der Zuwendung erzählen. Und unter diesen Bekannten gibt es auch wieder ein, zwei Personen, die solch eine Hilfe gerne annehmen würden. Aus einem Brief werden zehn, werden hundert Schreiben, die mich erreichen. Mit dem Ergebnis, dass es von meiner Seite her fast nur noch Absagen gibt – oder irgendwann nicht einmal mehr diese, weil die Anfragen so überhand genommen haben, dass ich sie nicht mehr lesen, geschweige denn beantworten kann.

Ist dieser Punkt erreicht, werde ich unzufrieden mit mir und mit der Welt. Und ich überlege, wie ich mit den Bitten so umgehen kann, dass sie in einem erträglichen Maß bleiben. Wie können diejenigen Menschen zu mir vordringen, die wirklich Unterstützung brauchen und sich in einer schwierigen Situation befinden? Oder die eine gute Idee für die Welt und die Zukunft haben. Momentan ist die Auswahl für mich wie ein Jonglieren mit sieben Bällen. Ehrlich gesagt, bin ich noch immer nicht ganz Herr der Sache geworden, obwohl ich mit den Jahren gelernt haben sollte, besser damit umzugehen.

Schreibe ich einen Brief, in dem ich zum Ausdruck bringe, dass ich momentan keine Unterstützung gewähren könne und mir dies leid tue, greift ein nächster Aspekt, der mit dieser eigentümlichen Erwartungshaltung verknüpft ist: Wenn der Herr Porsche schon einen Antwortbrief schreiben kann, müsste er doch auch in der Lage sein, da nicht unvermögend, mir die gewünschten 500 Euro beizulegen. Und weil ich nun mit meinem Nein diese Vorstellung nicht erfülle, heißt es gleich: »So ein Geizkragen! Nach außen hin tut der so unglaublich sozial, brüstet sich mit seinen Projekten, und wegen dieser 500 Euro, die angesichts der anderen Summen gar nicht ins Gewicht fallen, wird er plötzlich ganz knauserig.«

Kaum einer nimmt wahr, dass ich den Brief des Bittstellers überhaupt gelesen, wahrgenommen und sogar erwidert habe. Man könnte auch sagen: »Okay, das ist eine Absage, aber er wird schon seine Gründe haben.« Doch das erlebe ich kaum.

Selbstverständlich gibt es Ausnahmen. Wenn ich Briefe erhalte, in denen steht, wie ungewöhnlich es sei, dass man ihnen in Zeiten großer Not Geld geschenkt hätte, und dann die beigelegten Fotos sehe, mit den strahlenden Gesichtern der Beschenkten, bekomme ich wieder richtig Lust, anderen zu helfen.

»Aus Spaß« stoße ich manchmal Menschen vor den Kopf, wenn ich einen Termin habe, etwa auf einer Baustelle, und mit einem meiner Traktoren aufkreuze oder in der Stadt Salzburg in Arbeitskleidung auftrete. Dadurch entsteht bei der Person, mit der ich mich treffen will und die mich nicht kennt, oft der Eindruck, ich sei irgendein Landwirt. Klar, dass dann der anwesende Gemeindesekretär, in edleren Stoff als ich gekleidet, als »Herr Porsche« angesprochen wird.

Insgeheim erstaunt es mich, wie Menschen immer noch nach dem Äußeren gehen, gemäß dem Motto: »Kleider machen Leute.« Dieses Äußere bedingt, dass Menschen einfach in einen Topf geworfen werden, ohne über das Äußere hinweg ins Innere zu blicken. Mit diesen »Verkleidungsaktionen« habe ich nicht die Absicht, Menschen ins Fettnäpfchen treten zu lassen. Aber ich möchte zeigen, dass es auch möglich ist, anders zu denken. Dass man sich mehr auf die eigene Beobachtungsgabe verlassen sollte.

Mich bedrückt die Erfahrung, dass Menschen andere immer weniger richtig einschätzen können. Was nicht mit mangelnder Fähigkeit zu tun hat, sondern damit, dass diese Menschen selbst nicht wissen, wo sie stehen.

Im Zusammenhang mit Geld habe ich einmal eine Geschichte gehört, die mich sofort faszinierte: Jemand kommt in ein sehr teures Hotel und möchte für eine Nacht ein Zimmer buchen. Der Mann an der Rezeption sagt: »Gern.« Der Gast sagt daraufhin: »Ich möchte mir das Zimmer aber bitte vorher ansehen.« Der Rezeptionist erwidert: »Selbstverständlich. Doch den Schlüssel bekommen Sie nur, wenn Sie eine Kaution von 500 Euro hinterlassen.« Der Gast lässt sich darauf ein, gibt dem Rezeptionisten die

500 Euro und fährt nun mit dem Fahrstuhl in das genannte Stockwerk.

Nun geschieht etwas Sonderbares: Der Rezeptionist, der zugleich Besitzer des Hotels ist, schuldet dem Koch noch Geld vom letzten Lohn, genauer gesagt 500 Euro. Er nimmt die Kaution des möglichen Gastes und übergibt die Summe dem Koch. Der Koch wiederum reicht das Geld sofort an eine Hotelmitarbeiterin weiter, die ihm privat immer seine Schürzen, Hosen und Hemden wäscht. Auch er hatte Schulden von 500 Euro zu begleichen. Als die Hotelmitarbeiterin den Schein in Händen hält, rennt sie mit dem Geld über die Straße, weil ihr Vermieter dort sein Büro hat und sie ihm nun endlich die Miete von 500 Euro bezahlen kann. Der Vermieter ist seinerseits froh, denn er ist nun in der Lage, dem Hotelbesitzer 500 Euro zu überreichen – vor einiger Zeit hatte er nämlich in dem Haus zehn Gäste untergebracht, konnte aber nur für neun die Kosten übernehmen. Rasch läuft dieser ebenfalls über die Straße, nur in die andere Richtung, um den gestundeten Betrag endlich zu bezahlen, und sagt zum Hotelbesitzer: »Jetzt sind wir quitt.«

In diesem Moment kehrt der auskundschaftende Gast zurück und teilt dem Inhaber des Hotels mit, dass er das Zimmer doch nicht nehmen möchte. Er händigt den Schlüssel aus, bekommt seine Kaution von 500 Euro zurück und verlässt das Hotel.

Eigentlich hat sich wenig ereignet, doch nur auf den ersten Blick. Denn bei den Menschen, die an dieser Kette beteiligt waren, lösten sich alle finanziellen Probleme. Dieses fiktive und hochinteressante Beispiel zeigt, was Geld bewirken kann, wenn es einigen Leuten für eine bestimmte Zeitspanne zur Verfügung steht. Macht und Möglichkeiten sind damit verbunden, obwohl das Geld weder mehr noch weniger geworden ist. Letztlich ist es nur einmal »spazieren gegangen«. Dieses Beispiel könnte zu ähnlichen Gesten im Wirtschaftsleben anregen, um auch in unserer Gesellschaft vergleichbare positive Reaktionen zu erzielen. Dieses »Spazierengehen« wird natürlich auch ausgenutzt, was man etwa beim Online-Banking deutlich sehen kann: Eine Überweisung kommt oft erst ein oder zwei Tage später beim Empfänger an. Sofern eine offene Rechnung rechtzeitig bezahlt wird, stört das nicht. Aber allein die Vorstellung, wie viel Geld weltweit überwiesen wird und was bei diesen mehrtägigen »Spaziergängen« an Zinsen abfallen kann – da ist es kein Wunder, wenn Bankhäuser glänzend dastehen (wenigstens einige). Es ist Kapital, das die Banken aus meiner Sicht unverdienterweise für sich beanspruchen. Erheben sie auch noch Gebühren für die Überweisungen, obwohl sie durch das E-Banking kaum noch Arbeit haben, da wir, die Kunden, das selbst übernommen haben, was sonst die Bank gemacht hat, wird es für mich nur noch unstimmiger.

Von meiner Bank habe ich mir schriftlich erbeten zu bestätigen, dass ich, wenn ich schon auf Online-Banking umstelle, nicht dafür geradestehen muss, falls durch Hacker oder technische Fehler seitens des Geldinstituts etwas schiefgeht. Erst zögerte man, sagte: »Wieso brauchen Sie diese Bestätigung, alles ist sicher, da kann nichts passieren.« Ich entgegnete: »Wenn nichts geschehen kann, dann müssen Sie ja auch keine Bedenken haben, so ein Schreiben aufzusetzen.«

Die Geld-Geschichte habe ich deshalb erzählt, weil sie zwei Seiten unserer heutigen Welt aufzeigt. Zum einen gibt es die große Freiheit, die vielen Möglichkeiten (die technischen Errungenschaften eingeschlossen), zugleich wächst damit aber auch der Missbrauch. Eigentlich müssten wir für eine lebenswerte Zukunft darauf bauen, gegenseitig mehr Vertrauen zu entwickeln. Doch wir merken, dass wir das immer weniger tun und haben.

Als jemand, der den Namen Porsche trägt, werde ich häufig mit der Bemerkung konfrontiert, man könne mir gegenüber kein Vertrauen haben. Ich sei ein Machtmensch, der viele Dinge auf Biegen und Brechen durchdrücken will. Dabei wird nicht gesehen, aus welchen Gesichtspunkten heraus ich Entscheidungen treffe, sie treffen muss, um dennoch sozial zu bleiben, wenngleich ich manchmal nicht so wirken mag.

Es ist durchaus so, dass ich in bestimmten Bereichen überhaupt keine Vorgaben mache, nur erwarte, dass die Menschen nach bestem Wissen und Gewissen vorgehen, nach eigenem Ermessen. Aber daneben muss ich andere in die Pflicht nehmen, zur Verantwortung ziehen. Sie stellen dann fest, dass Freiheit auch Verantwortung bedeutet. Daraufhin kann ich nur sagen: »Ja, stimmt, so geht es mir jeden Tag.« Wer nach Freiheit schreit, hat auch Verantwortung zu übernehmen.

Menschen, die diese Situation begreifen, verstehen auch, dass ein Leben als Herr Porsche nicht nur eines ist, bei dem man sich die Rosinen herauspicken kann. Es ist ebenso eines mit Lasten. Klar, ich kann mich nicht beklagen, und das Kulturzentrum St. Jakob mit seinen 60 Mitarbeitern ist nicht einmal ein Wirtschaftsbetrieb, der bestimmte Gewinne abwerfen muss, um rentabel zu sein. Aber dass ich diese Einrichtung betreibe, wird häufig mit dem Satz kommentiert: »Na ja, der Porsche, der hat ja eh so viel Geld, und in irgendetwas muss er es ja wohl investieren.« Man vergisst jedoch oft, welche Idee noch dahintersteht. Beim »Schützenwirt« beschwert man sich, die Preise für die Speisen seien viel zu hoch. Angesichts des Aufwands, der betrieben wird, erkennt man nicht, wie hoch sie eigentlich sein müssten, um kostendeckend arbeiten zu können. Im Grunde wünsche ich mir oft mehr Offenheit und Verständnis, mehr Einsicht von den Menschen um mich herum, damit auch ich mich wieder öffnen kann. In meinem Leben existieren schon sehr viele Bereiche, bei denen ich mich verschlossen habe, bei denen ich verschlossen bleiben muss, allein aus der Tatsache heraus, weil ich eben Herr Porsche bin.

Als einer aus dem Porsche-Clan könnte ich vor der Welt davonlaufen – das wäre die einfachste Möglichkeit: sich den Problemen nicht stellen. Doch es gibt noch die Alternative, einen Stein zu setzen, einen Meilenstein, der mir die Chance gibt, meine eigenen Vorstellungen, Ziele und Werte zu verfolgen, meine eigenen Themen zu betreiben, bei Beibehaltung eines Freiraums, eines Privatlebens, in dem ich eben nicht der erdachte Herr Porsche bin, sondern der Herr Porsche als Mensch, wie er wirklich ist.

Hinzu kommt, dass für Außenstehende vieles vielleicht unverständlich bleibt, denn wer sollte nachvollziehen können, dass alle, die zur Familie Porsche gehören, bestimmte Dinge geheim zu halten haben und wir eine Verschwiegenheitserklärung abgeben mussten. Das betrifft nicht nur sogenannte Erlkönige, also jene Prototypen von Autos, über die wir schon Bescheid wissen, bevor sie auf den Markt kommen, die aber noch nicht für die Öffentlichkeit bestimmt sind, das technische Know-how oder Firmenverträge. Es betrifft auch private Angelegenheiten. Manchmal müssen wir diese Erklärungen für einige Monate Gültigkeit unterschreiben, manchmal gehen sie über ein Jahr hinaus, bei gewissen familiären Dingen wird auch eine lebenslängliche Verschwiegenheit gefordert. Und hier bleiben die Türen auch wirklich geschlossen, ganz und völlig strikt. Doch wer meint, diese »Geheimnisse«

blieben nicht ohne Folgen für die eigene Persönlichkeit, irrt sich.

Auch dieses Buch geht an manchen Stellen wohl weit über das Mögliche hinaus, gibt tiefe Einblicke, wenngleich es manches Mal auch oberflächlich und einfach erscheinen mag. Es geht weit hinaus über das Erlaubte und wahrt doch Grenzen, die nicht überschritten werden dürfen. Auch dieses Buch wird Freunde und Gegner mit sich bringen und mir an verschiedenen Stellen auch Schwierigkeiten bereiten. Es geht mir um die Sache, und ich hoffe, dass die Sache verstanden wurde, die Sache, wie es ist, wenn man ein Porsche ist!

Mein Großvater Ferry Porsche vertraute mir einmal an: »Weißt du, Junge, ich bin jemand, der immer die Wahrheit sagt. Ich kann nicht lügen, dazu bräuchte ich ein zu gutes Gedächtnis, nur so könnte ich behalten, wem ich welche Version aufgetischt habe.« Und danach fügte er noch an: »Merke dir auch, wenn du lügst, musst du dich nicht nur an die Lüge und die entsprechende Person erinnern, die du angelogen hast, sondern ebenso an die Umstände der Situation. Für einen normal sterblichen Menschen ist das meiner Meinung nach eine Unmöglichkeit.«

Für mich hieß das: Ein Mensch kann nicht lügen, ohne dass es eines Tages auffliegt. Auf die eine oder andere Weise wird die Wahrheit ans Tageslicht kommen. Heute kann ich der Erkenntnis meines Großvaters nur beipflichten. Was aber dennoch bedeuten kann: Man mag eine Menge an Verschwiegenheitserklärungen unterschrieben haben – ob die Geheimnisse letztlich geheim bleiben, da wäre ich mir in letzter Instanz nicht immer so sicher.

Vielleicht bedingt durch meinen Großvater, war und bin ich jedenfalls um Offenheit und Ehrlichkeit bemüht. Und deshalb kann ich nur schwer nachvollziehen, dass es Menschen gibt, die diese Eigenschaften gegen mich verwenden. Ich habe auch kein Verständnis dafür, wenn Familienmitglieder mich dazu anhalten, nicht alles zu sagen, was ich weiß. »Du darfst das nicht kundgeben, sag in Zukunft lieber weniger. Und sag am besten nicht, was du wirklich denkst. Die Presseleute verdrehen ohnehin alles, was du von dir gibst. Sie machen das, was du äußerst, so stimmig, dass sie es drucken können – unabhängig davon, ob es der jeweiligen Sache gerecht wird.« Das waren zwar Mahnungen, die ich ernst nahm. Doch bei allen Interviews, die ich für Zeitungen oder fürs Fernsehen gegeben habe, machte ich nur in wenigen Fällen die Erfahrung, dass etwas völlig anders wiedergegeben wurde, als von mir gemeint. Meist konnte ich sagen: »Ja, bis auf einige Kleinigkeiten habe ich das in dieser oder jener Form auch geäußert.« Und sollte sich jemand die Mühe machen, das Sammelsurium meiner Interviews zu lesen, wird er feststellen, dass ich authentisch zu antworten versuche, eine Ehrlichkeit zum Ausdruck bringen will – soweit ich die Dinge beim Namen nennen kann und darf. Ich hoffe, das bleibt auch mit diesem Buch der Fall.

Natürlich setze ich meiner Offenheit Grenzen. Bisher habe ich noch keinen Journalisten in mein Haus gebeten. Reporter dürfen sich das Kulturzentrum St. Jakob anschauen, aber der eigene Hausgarten ist ihnen verwehrt. Das hat nichts mit Misstrauen zu tun – oder doch? Ich kenne prominente Personen, denen man im wahrsten Sinne des Wortes die Hosen ausgezogen hat, so dass sie am Ende splitternackt vor der Öffentlichkeit dastanden, und zwar in Wort und Bild. So weit würde ich es nie kommen lassen, ich ziehe da schon von Vornherein einen Strich. Wenn man einen auf der ganzen Welt bekannten Namen hat, wird man einfach mit Momenten konfrontiert, die deutlich machen, dass man sich in der Öffentlichkeit nicht mehr so bewegen, nicht mehr so sein kann, wie man es eigentlich gerne möchte.

Ja, es gibt deswegen sogar Momente in den eigenen vier Wänden, in denen das nicht möglich ist – weil die Vorsicht, nicht zu viel preiszugeben, mich bis in die Privatsphäre hinein begleitet.

Auch dieses Buch bietet nur einen wesentlich begrenzten Einblick in mein Leben jenseits der öffentlichen Wahrnehmung. Wie gesagt, es gibt natürliche Grenzen und Verschwiegenheitserklärungen, und auch rechtliche Grenzen, die es verhindern, dass ich alles ausspreche. Aber vielleicht konnte ich einige Vorurteile zurechtrücken, auch manche Erwartungen und Einstellungen. Es ging mir nicht darum, meine eigene Person in den Mittelpunkt zu stellen, sondern darum, darzustellen, wie ein Herr Porsche das eigene Lebensschiff zu manövrieren versucht, um irgendwann an den Punkt zu gelangen, an dem es ihm möglich ist, seine Ziele zu realisieren – wohl wissend, dass ein Name wie Porsche immer wieder ins Rampenlicht gerät. Aber ist es nicht verständlich, dass ich daneben nichts anderes als ein Familienvater und ein Mitbürger in einer Gesellschaft sein möchte, der die Zukunft der nachfolgenden Generationen im Auge hat?

Bewusst umgehe ich eine Formulierung wie: »Einmal würde ich gern Herr Müller – oder Herr Meyer – sein.« Stets beschleicht mich bei der Verwendung eines Namens wie »Herr Müller« der Gedanke, man würde ihn in den Dreck ziehen. Der Müller war früher ein Mann, der das Getreide gemahlen hat. Und viele Herren Müller und ihre Mühlen waren notwendig, damit die Menschen genügend zu essen hatten und überleben konnten. Insofern ist »Müller« für mich ein extrem werthaltiger Name. Im Verhältnis dazu ist der Name »Porsche«, historisch betrachtet, weniger werthaltig. Dennoch gab es nie den Augenblick, in dem ich nicht Porsche heißen wollte, weder vor der Polizei, vor Gericht oder sonstigen Ämtern, noch vor den Nachbarn oder vor Menschen, die mir nicht wohlgesonnen sind. Ich stehe zu meinem Namen, denn es wäre ebenfalls eine Lüge, sich vor ihm zu verstecken.

Nur ein einziges Mal gab es eine Situation, in der ich dann doch von meinem Namen Abstand nahm: Beim Kauf des Grundstücks für die Paracelsus-Schule machte ich, wie erwähnt, die Erfahrung, dass der Preis einer Liegenschaft völlig anders aussah, wenn ich mich unter dem Namen Porsche danach erkundigte. Daher verwendete ich beim Kauf einer anderen Liegenschaft am Telefon den Namen Walter – den Mädchennamen meiner Frau –, wenn ich die Frage nach dem Preis des Grundstücks stellte. Kam es dann zu einem Treffen, und der Verkäufer oder Makler erkannte, dass ich nicht der Herr Walter war, konnte ich schon eine gewisse Empörung spüren – diese hätte aber eigentlich eher bei mir liegen dürfen, zumindest was den Preis betraf.

Dieses Erlebnis machte mich traurig. Doch es bewies, dass es sinnlos war, mich hinter einem Herrn Walter zu verstecken. Mir blieb nur der Weg, so zu agieren, dass die anderen verstehen, warum ich denke, wie ich denke. Vielleicht gelingt es ja, dass man vor einem Herrn Porsche nicht mehr buckelt, ihn nicht »bedackelt«, also hintergeht und mit überteuerten Preisen ausnimmt. Vielleicht schaut man einmal auf Peter Daniell Porsche explizit nur als Menschen, auf die Handlungsweisen und Einstellungen, unabhängig davon, welchen Namen er trägt. Wenn es mir mit diesem Buch gelingen würde, dass man generell den Wesenskern eines Menschen wieder in den Vordergrund stellt, hätte ich viel erreicht. Wenn dieses Denken überhaupt mehr und mehr auf der Welt greifen würde, hätten wir Menschen eine Menge erzielt.

Würde man mich nicht in die Kategorie »Porsche« pressen, sondern könnte man mich als Musiktherapeut, als Eigentümer einer sozialen Einrichtung, als Streitschlichter, als Naturkostladenunterstützer etc. sehen, würde ich den Reichtum, der mir von Geburt an mitgegeben wurde, auch als etwas Schönes ansehen können. Dieser Reichtum wäre dann nicht mehr etwas, das mich ständig einholt, mich in die Ecke treibt, mir permanent ein schlechtes Gewissen auf Brust oder Stirn schreibt, mich schlichtweg belastet. Ganz im Gegenteil. Dann wäre Reichtum etwas, von und mit dem ich gut leben könnte und von dem ich auch viele andere Menschen gut leben lassen könnte. Mit dem ich noch viele soziale Dinge initiieren kann, sozusagen als Zündkerze und Starter, die in späterer Folge Selbstläufer werden und auf eigenen Beinen stehen können. Entweder, um im Bild zu bleiben, als Diesel- oder Ottomotor, als Viertakter oder als Zweitakter. Und die dann in der Welt etwas bewirken können.

Mit dem Geld, das mir zur Verfügung steht, Sozialprojekte zu betreiben, ist für mich Luxus, weil ich sie eigentlich nicht betreiben müsste. Aber Luxus in dieser Auslegung – nicht als Besitz einer Yacht mit Hubschrauberlandeplatz, damit man vom Boot Richtung Venedig fliegen kann, um auf dem Markusplatz einen Kaffee zu trinken, das wäre pervertierter Luxus – sollte bis zu einem gewissen Grad jeder erleben können. Das heißt, Dinge zu machen, die eigentlich für eine einzelne Person nicht zwingend notwendig sind, aber viel Freude machen. Das kann natürlich auch der Genuss eines Kaffees sein – ohne von einer Yacht mit fünfzig Metern Länge und unzähligen Angestellten zu starten. Das kann auch ein Gedicht sein, das man liest, für das man sich Zeit nimmt, obwohl der Betrieb, in dem man arbeitet, gerade so viele Aufträge erfüllen muss, dass sich die Mitarbeiter eigentlich keine Extrapause gönnen dürften. Für mich ist Luxus, wenn ich Ballon fahre oder meinen Fendt-Traktor starte, obwohl ich dieses Fahrzeug mit seinen diversen Anbauteilen nicht wie ein Landwirt benutze, aber mehr oder weniger täglich benötige. Meine Kreissäge zähle ich zu meinem persönlichen Luxus. Vier-, fünfmal im Jahr mache ich damit mein eigenes Brennholz. Ich könnte mir auch eine entsprechende Säge ausleihen, aber ich habe mich dagegen entschieden.

Natürlich ist es auch Luxus, einen Porsche Cayenne sowie einen Porsche Cayman zu besitzen, dazu noch den Škoda Yeti. Das wäre alles nicht notwendig, eines dieser drei Fahrzeuge würde reichen. Doch ich möchte mit meinen Kindern nicht überall und nicht immer in einem Cayenne aufkreuzen. Zu oft hat es sie schon in Situationen gebracht, die ich aus meiner Kindheit kannte und in denen Freunde oder Mitschüler fragten: »Hey, was fährt denn dein Vater für ein Auto, wie viel PS hat der und was hat der gekostet?«

Damit sie nicht mit solchen Fragen konfrontiert werden und sich unbeschwert entwickeln können, nutze ich mitunter auch den Škoda. Und wie gesagt: Bei gewissen Firmenveranstaltungen brauche ich mir nicht einzubilden, dort mit dem Yeti aufzutauchen. Zwar gehört die Automarke jetzt mit zum Konzern, aber als Herr Porsche hat man auch einen Porsche zu fahren. Nicht zuletzt, um zu zeigen, dass man seit Beginn der Umstrukturierungen des Volkswagen-Konzerns immer noch zur eigenen Firma und zum Porsche steht. Also steige ich zu offiziellen Anlässen in den Cayenne. Auch lange Strecken fahre ich gern im Porsche (Spaß, Schnelligkeit und Sicherheit).

Meine Großtante Louise Piëch aquarellierte viel, auch gern in unserem Beisein, wenn wir uns in Ferienzeiten am Familienbesitz am Wörthersee in Kärnten trafen, der heute Ferdinand Piëch gehört. Beim Malen bevorzugte sie als Motive vor allem Landschaften und Häuser. Ich wusste, dass sie ebenso mit Buntstiften skizzierte, mit Filzstiften, auch Radierungen machte, aber ihre größte Leidenschaft lag im Aquarellieren. Als ich ihr wieder einmal dabei zusah, bewunderte ich ihre Pinselführung – jeder Strich saß. Da ich gerade in der Pubertät und ein kritischer Jugendlicher war, musste ich natürlich meinen Kommentar abgeben. Eingehend betrachtete ich das fertige Bild, dann sagte ich: »Tante Louise, vielleicht solltest du an der Stelle rechts unten ein bisschen mehr Grün hinzufügen … und diesen weißen Fleck links im Bild würde ich unbedingt noch ausfüllen.« Meine Großtante lachte, schüttelte den Kopf und meinte: »Der letzte Strich ist getan, da gibt es nichts nachzubessern. Ich werde nur noch meine Signatur daruntersetzen.«

Am nächsten Tag sah ich mir das Werk noch einmal genau an. Es hatte mich gewurmt, dass Großtante Louise meine Hinweise überhaupt nicht ernst genommen und auch keine Begründung gegeben hatte, weshalb sie meine Einwände für unberechtigt hielt. Nach eingehender Betrachtung musste ich zugeben: Da stimmte alles, der nicht ganz vollständig grüne Strich passte, und auch der weiße Fleck.

Meine Großtante konnte tatsächlich im richtigen Moment aufhören. Das war eine besondere Gabe und etwas, das ich erst noch lernen muss. In dieser Hinsicht würde ich gern in die Fußstapfen der Kommerzialrätin Louise Piëch treten. Einfach im rechten Augenblick zu wissen, wann Schluss ist. Viel zu oft arbeite ich die Nacht im Büro durch, weil ich mich für alles zuständig fühle, aber auch, weil ich durch meine Familie so viel Geld erhalte und mich verpflichtet fühle, dafür zu arbeiten, es sinnvoll zu verteilen. Weil es so ist, habe ich das Gefühl, dafür etwas leisten zu müssen. Es ist so viel Geld, dass ich nicht alles für mich behalten kann, in meinen Augen wäre das nicht gerechtfertigt. Das war auch der Grund, warum ich mich entschied, mit meinen finanziellen Mitteln soziale Projekte zu unterstützen. Wenn ich mir für mein Privatleben zwischen 100 000 und 200 000 Euro pro Jahr erlaube, reicht das vollkommen aus. Davon kann ich sehr gut leben, und zugleich verfolgt mich kein schlechtes Gewissen. Immer lauert in meinem Kopf der mögliche Vorwurf: »Ach, ein Herr Porsche, der liegt wohl ständig auf der faulen Haut, der hat ja ohnedies Geld genug.«

Vielleicht schaffe ich es einmal, das Steuer in eine andere Richtung zu lenken und ein gesund-egoistischer Herr Porsche zu werden. Einer, der mehr Zeit für sich beansprucht, aber auch für die Familie. Meine Kinder brauchen mich, und ich kann keine Schule für seelenpflege-bedürftige Kinder und Jugendliche führen, wenn meine eigenen Töchter, meine eigenen Söhne womöglich Defizite aufweisen, nur weil Papa immer weg ist für »seine« Schule und die Kinder dort. Hoffentlich gelingt es mir, in meiner zweiten Lebenshälfte, wenn sie mir zustehen sollte, verschiedene Dinge, die in meiner ersten Lebenshälfte vielleicht zu kurz gekommen sind, angemessener zu gestalten und zu wissen, wann Schluss ist!

Epilog

Nur noch einmal im Jahr zeigt sich der gesamte Familien-
clan auf einer Großveranstaltung – so wie sich einmal im
Jahr alle Porsche-Mitglieder zur Jahreshauptversammlung
der Firma treffen. Dazwischen gibt es einige kleine interne
Begegnungen, welche die wirtschaftlichen Dinge des Unternehmens betreffen, darunter regelmäßige Kontakte mit
unseren Anwälten. Ich selbst plane, drei- oder viermal im
Jahr einen Abend auszurufen, an dem man sich im »Schützenwirt« in Salzburg trifft – für den, der eben da ist und
kommen mag. Viele Piëchs und Porsches aus meiner Generation haben sich in oder in der Nähe von Salzburg nieder-
gelassen, und es wäre gut, wenn die Querverbindungen
zwischen den beiden Familien bestehen blieben und noch
besser würden: Wer kommen will, der kommt, wer nicht erscheinen will, bleibt weg.

So ein zwangloser Kontakt würde die Offenheit der Jüngeren widerspiegeln, die Facetten der Familien, die verschiedenen Charaktere, Temperamente, Interessen und
firmentechnischen Verflechtungen der Einzelnen. Wir alle
sind Gesellschafter des Automobilkonzerns, wenn auch
viele Generationen von meinem Urgroßvater Ferdinand

entfernt. Und gerade aufgrund dieser Vernetzung zum vorletzten Jahrhundert stelle ich mir solche Zusammenkünfte als etwas Befreiendes vor. Einst war eine einzige Person das Nadelöhr der Firma, der Ingenieur Ferdinand Porsche, danach, in der nächsten Generation, konzentrierte es sich auf mehrere Menschen, deren Anzahl aber immer noch überschaubar war.

Dann, Anfang der siebziger Jahre, kam es zum Familienzwist zwischen den Piëchs und den Porsches, mit der Folge, dass sich die Familie aus der Porsche-Unternehmensführung zurückzog. Am siebzigsten Geburtstag meines Großvaters Ferry, also am 19. September 1979, wurde beschlossen, dass kein Familienmitglied mehr im operativen Geschäft bei Porsche tätig sein sollte. Neben den Streitigkeiten war die Familie inzwischen so groß geworden, dass das Nadelöhrprinzip nicht mehr handhabbar war, nicht mehr alle Mitglieder in der Firma Porsche arbeiten konnten. So mussten Vertreter, also Manager wie Wendelin Wiedeking gewählt, musste eine Hierarchie gebildet werden, in der es Positionen mit Schlüsselfiguren in den einzelnen Gremien gab. Die fremden, nicht zum Porsche-Clan gehörenden Führungskräfte konnten in den einzelnen Positionen aber nicht einfach frei nach Lust und Laune Entscheidungen fällen, sondern mussten im Interesse der Firma und Familien handeln. Damit war das Nadelöhrprinzip auf einer neuen Ebene weitgehend gesichert. Dennoch gab es auf einmal eine neutrale Instanz, die letztlich auch eine Form von Loslösung war, eine Loslösung von einer Personenfixierung. Mit dem Ergebnis, dass es viele Familienmitglieder entlastete. Auf diese Weise konnte sich jeder so entwickeln, wie *er* wollte, ganz gleich, ob im kreativ-künstlerischen oder technisch-forschenden Bereich, ohne den Zwang zur Tradition.

Keiner steht mehr unter dem Druck, sich gegenüber meiner Großtante Louise oder ihrem Bruder Ferry beweisen zu müssen. Es ist nicht mehr notwendig, von ihnen anerkannt oder gelobt zu werden – und sich damit vielleicht auch erst geliebt zu fühlen. In meinen Augen eine segensreiche Entwicklung. Seit einigen Jahren bringt es alle Familienmitglieder dazu, sich wieder frei zu begegnen. Nicht aus einer Verwandtschaftsbeziehung heraus, sondern im Sinne einer Mensch-zu-Mensch-Begegnung.

Die Piëchs und die Porsches – in der jüngeren Generation lassen wir uns zumeist so aufeinander ein, wie wir sind, und schätzen uns gegenseitig in dem, was wir machen. Seitdem Ferdinand Piëch, Sohn von Louise und Anton Piëch, einst Porsche-Manager, Audi- und später VW-Chef, wieder die Geschicke unserer Firma mitlenkt und sich mit meinem Onkel Wolfgang auszusprechen vermag, fühlen wir uns mehr zu einer Familie gehörig.

So wie damals als Kinder, da hatten wir uns bei den verschiedenen Festlichkeiten, bei denen wir uns begegneten, nie gefragt: »Bist du ein Piëch, oder bist du ein Porsche?« Wir hatten einfach Spaß miteinander, spielten miteinander – wir waren einfach zusammen. Jetzt, ein Stück weiter entfernt von der Familientradition, können wir uns überlegen, in welchem Maße wir uns noch für die Firma Porsche verantwortlich fühlen. Müssen wir uns überhaupt noch verantwortlich fühlen, oder vielmehr, wie können wir uns noch verantwortlich zeigen? Inwieweit haben wir das Recht, Gelder aus der Firma für uns zu beziehen? Wie werden diese Gelder aufgeteilt? Ist es noch richtig, uns als reiche Schnösel zu bezeichnen? Oder müsste man nicht vielmehr darauf blicken, was der Einzelne mit dem Geld, das er aus dem Unternehmen bekommt, macht? Ist es sinnvoll, dass ich zum Beispiel meine Gelder in kulturelle und soziale Projekte einfließen lasse?

Wir jungen Piëchs und Porsches werden auch darüber sprechen müssen, wie es in Zukunft weitergehen soll, wie sie für unsere Kinder aussehen soll, die Zukunft, denn physische Sicherheiten gibt es keine auf dieser Welt. Der engere Personenkreis, der zur Familie gehört, beläuft sich momentan auf über 80 Menschen, in der nächsten Generation können es 200 sein. Das sind Größen, das nimmt Formen an, bei denen es notwendig wird, im Voraus klare Strukturen zu finden und klare und einfachere Regelungen zu treffen. Die Größe der Familie – die man jedem nur wünschen kann – erfordert Maßnahmen. Sie darf nicht zu einem Hemmschuh werden, der letztlich die Entscheidungsfähigkeit blockiert.

Die Einflussstruktur der Familie muss zumindest auf wirtschaftlichem Sektor erhalten bleiben, und das betrifft auch das öffentliche Erscheinungsbild.

Eines aber bleibt mein Motto: Es gibt noch mehr im Leben als Autos bauen, aber gute Autos bauen ist auch schon sehr viel!

Danksagung

Danken möchte ich an dieser Stelle unbekannterweise meinen Ururgroßeltern und meinen Urgroßeltern, meinen Großeltern mütterlicher- und väterlicherseits sowie meinen Eltern für die unzähligen Möglichkeiten, die sie mir mit in mein Leben gegeben haben.

Meiner Frau, für die große Stütze und das Immer-für-mich-da-Sein, meinen Kindern für das Von-ihnen-lernen-Dürfen und die große Freude, die sich damit verbinden lässt!

Meinen Lehrern und Begleitern durch Kindheit und Jugend hindurch.

Meinen wahren Freunden und allen Menschen, die mich aus innerem Verständnis heraus im Leben begleiten und manchmal auch Dinge sagen dürfen, die wehtun...

Danken möchte ich auch allen, die zum Entstehen dieses Buches beigetragen haben, Nina Arrowsmith, Regina Carstensen, Martin Janik (Carl Hanser Verlag).

Sowie allen, die dieses Buch lesen und weiterempfehlen – denn jener Teil des Erlöses, der mir zusteht, geht zur Gänze an die Paracelsus-Schule Salzburg (Bildungsstätte für seelenpflege-bedürftige Kinder und Jugendliche). Möge es die Liebe und Zuversicht, aus der heraus es geschrieben wurde, in die Welt hinaustragen und recht verstanden werden!

www.kulturzentrum-stjakob.at
www.kunstschrift.at
www.odeion.at

Worte danach

Viele Hürden hat dieses Buch bereits durchlebt und viele Korrekturen noch lange vor seinem erstmaligen Erscheinen in gebundener Form, aber auch jetzt vor der Taschenbuchausgabe durchlaufen. Viele Menschen hat es dazu angeregt, sich im Negativen wie auch im Positiven darüber direkt oder auch indirekt zu äußern. Viele Menschen haben es gelesen und darüber nachgedacht. Die Anfragen an mich, wie man denn wirklich in solch einer Familie leben würde, sind deutlich zurückgegangen. Es ist also auch – nicht nur, aber auch – verstanden worden und darum ist es mir stets gegangen. Nicht um Sensation, nicht um lauter neue Fakten, nicht um die Öffnung von möglicherweise existenten Geheimnissen eines Familienclans, sondern um Stimmungen und Gefühle, um Nöte und Leiden, um Freuden und Dankbarkeiten, die in jemandem leben, der in diese Position hineingeboren ist und damit umzugehen versucht, wie ich.

Es ist und bleibt eben nicht einfach, rechtlich abgesegnet mit offenen Worten zu schreiben, wenn man aus einem derart großen Clan stammt: aus Angst, falsch verstanden und interpretiert zu werden, aus Sorge, ungewollte Problemstellungen hervorzurufen, und aus dem Bedürfnis heraus, lieber zu schweigen, als Rede und Antwort stehen zu müssen und dabei vielleicht in die Enge getrieben zu werden. Nicht, weil man etwas zu verbergen hat, sondern vielmehr, weil es Menschen gibt, die in unserer großen Familie etwas Verborgenes meinen suchen zu müssen und finden zu können, das es in Wirklichkeit so gar nicht gibt, was ihnen aber in Gedanken Macht und Gunst zu bringen verspricht. Es gibt leider zu viele Neider und zu wenig Gönner und recht kann man es überdies niemandem machen.

Es liegt auch am Leser selbst, in diesem Buch zu finden, wonach er sucht, nicht ausschließlich am Autor und dessen Worten. Wie der Titel schon sagt, geht es in diesem Buch eben gerade nicht nur um das Thema Autobauen, sondern vielmehr darum, wie es einem Mitglied der Familie gehen kann, wenn man so viele Welten miteinander verbinden muss, soll und letztendlich auch will. Aber auf eine Weise, die etwas bewegen kann, und auf eine Weise, die man auch rechtlich vollziehen darf. Wer den Titel also derart interpretiert, dass ich selbst nichts mit dem Autobau zu tun haben will oder dass ich Autobauer abfällig belächeln würde, befindet sich auf dem »Holzweg«. Das pure Gegenteil ist der Fall. Auch dass man Boxster mit »s« schreibt und nicht ohne »s«, wie in der 1. Auflage versehentlich geschehen, ist mir sonnenklar.

Es ist inzwischen vieles geschehen und ich kann mehr denn je sagen, dass es gut war, dieses Buch zum Erscheinen gebracht zu haben. Ausschließlich Neugierige habe ich wohl kaum befriedigt, aber das wollte ich auch nicht. Ich wollte nicht erfüllen, was man fälschlicherweise vielleicht vermutet, erwartet, erhofft oder ersehnt hat. Neidern habe ich Anlass zum Kritisieren gegeben und das ist auch gut so, denn dann reden sie wenigstens gezielt über einen vorhandenen oder eben auch fehlenden Inhalt, und wahrhaft Interessierten habe ich wohl und werde ich auch weiterhin Gefühle vermitteln können, mit denen sie verstehen, worum es mir tatsächlich geht in diesem Leben. Ich möchte mich mit diesem Buch weder beliebt machen noch in den Mittelpunkt stellen, ich möchte nicht besser sein als andere, nicht auf mich persönlich aufmerksam machen, keine Nabelschau betreiben und auch kein Nestbeschmutzer sein, sondern auf das aufmerksam machen, was mir im Leben für mich – aber besonders auch für andere Menschen – wichtig erscheint. Es möge dies auch weiterhin gut gelingen!

Peter Daniell Porsche
St. Jakob am Thurn, im November 2013

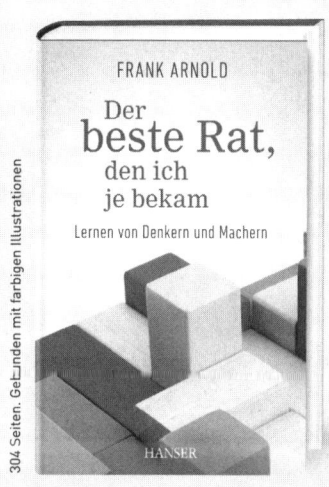

Lebensgeschichten und Erinnerungen
Biographien bei <u>dtv</u>

Veit-Jakobus Dieterich
Martin Luther
ISBN 978-3-423-**24701**-6
Ein vielschichtiges Bild einer
faszinierenden Persönlichkeit
– souverän, lebendig und
prägnant gezeichnet.

Antje Vollmer,
Lars-Broder Keil
Stauffenbergs Gefährten
Das Schicksal der unbekann-
ten Verschwörer
ISBN 978-3-423-**34859**-1
Einfühlsame Porträts verges-
sener Widerstandskämpfer.

Beck Weathers
Stephen G. Michaud
Für tot erklärt
Meine Rückkehr vom
Mont Everest
Vorwort v. Beck Weathers
Übers. v. H. Schickert
ISBN 978-3-423-**34862**-1
Eine ehrliche und schonungs-
lose Auseinandersetzung mit
einem selbst gesuchten, fast
tödlichen Abenteuer. Verfilmt
unter dem Titel ›Everest‹.

Karl-Markus Gauß
Das erste, was ich sah
ISBN 978-3-423-**34888**-1
Kindheit und Jugendzeit des
Autors in den Fünfziger- und
Sechzigerjahren.

Dirk Kämper
Kurt Landauer
Der Mann, der den FC Bayern
erfand
ISBN 978-3-423-**34889**-8
Ein bewegtes Leben, glänzend
erzählt.

Jasper Fabian Wenzel
Deutschland draußen
Das Leben des Dr. Amin
Ballouz, Landarzt
ISBN 978-3-423-**26096**-1
Ein Landarzt aus Leiden-
schaft: unermüdlich im
Einsatz für seine Patienten.

Sibylle Daniel
Happy End geht anders
Sie waren frisch verliebt. Dann
kam die Diagnose Krebs.
Übers. v. N. Püschel
ISBN 978-3-423-**26097**-8
Bewegendes Memoir einer
jungen Frau, deren Partner
mit Anfang 20 unheilbar an
Krebs erkrankt.

Malte Korff
Tschaikowsky
Leben und Werk
ISBN 978-3-423-**28045**-7
Zwischen Seelendrama und
Schicksalsmotiv – Leben und
Werk des großen Komponis-
ten, überzeugend und kennt-
nisreich verbunden.

Bitte besuchen Sie uns im Internet: www.dtv.de

Lebensgeschichten und Erinnerungen
Biographien bei <u>dtv</u>

Bruni Prasske
Mein Wohnwagen und ich
Vom großartigen Leben im
kleinformatigen Heim
ISBN 978-3-423-**34724**-2
Über die Vorzüge des Lebens
im Wohnwagen, veraltete
Klischees von Dauercampern
und Lagerfeuerromantik am
Elbstrand.

**Mit der Knutschkugel
unterwegs**
Mein Wohnwagen, mein
Liebster und ich
ISBN 978-3-423-**34833**-1

Mit der neuen Liebe unter-
wegs: In hundert Tagen und
Nächten über den legendären
Autoput in die Türkei.

Jessye Norman
I Sing the Music of My Heart
Erinnerungen
Mit einem Vorwort von
James Levine
Übers. v. B. Brandau
Mit zahlreichen Abbildungen
ISBN 978-3-423-**28056**-3
Das eindrucksvolle Zeugnis
einer hervorragenden Karriere.
»In diesen faszinierenden
Memoiren spüren Sie Jessyes
einzigartige Präsenz auf jeder
Seite – ihre Leidenschaft, ihren
Sinn für Humor und ihre aus-
geprägte Lebenslust.«
James Levine

Hannes Ringlstetter
Paris. New York. Alteiselfing
Wie ich die Provinz rockte
ISBN 978-3-423-**26098**-5
Sein 25-jähriges Bühnenjubi-
läum ist Anlass für den
Kabarettisten für einen Blick
zurück: satirisch, ironisch, lie-
bevoll grantelnd.

Ali Mitgutsch
Ingmar Gregorzewski
Herzanzünder
Mein Leben als Kind
ISBN 978-3-423-**28057**-0
Wie in einem seiner Wimmel-
bilder sind in diesem unsenti-
mentalen Lebensrückblick
Mitgutschs viele kleine trauri-
ge und komische Geschichten
zu einem großen Bild vereint.

Marianne Birthler
**Halbes Land. Ganzes Land.
Ganzes Leben**
Erinnerungen
ISBN 978-3-423-**34876**-8
Revolutionärin und Minis-
terin, Volkskammermitglied
und Bundestagsabgeordnete,
streitbare und durchaus unbe-
queme Wächterin über die
Stasi-Akten – Erinnerungen
einer Frau, die die jüngere
deutsche Geschichte maßgeb-
lich mitgeprägt hat.

Bitte besuchen Sie uns im Internet: www.dtv.de